Josef Pies: Heilende Zucker

VAK CONCEPT

Josef Pies

Heilende Zucker

Gesund durch Glykonährstoffe

Illustriert von Britta van Hoorn

VAK CONCEPT

VAK Verlags GmbH
Kirchzarten bei Freiburg

Vorbemerkung des Verlags
Dieses Buch dient der Information über Möglichkeiten der Gesundheitsvorsorge und Selbsthilfe. Wer sie anwendet, tut dies in eigener Verantwortung. Autor und Verlag beabsichtigen nicht, Diagnosen zu stellen und Therapieempfehlungen zu geben. Die Informationen in diesem Buch sind nicht als Ersatz für professionelle medizinische Behandlung bei gesundheitlichen Beschwerden zu verstehen.

Bibliografische Information der Deutschen Bibliothek
Die Deutsche Bibliothek verzeichnet diese Publikation in der Deutschen Nationalbibliografie; detaillierte bibliografische Daten sind im Internet über http://dnb.ddb.de abrufbar.

VAK Verlags GmbH
Eschbachstraße 5
79199 Kirchzarten
Deutschland
www.vakverlag.de

3. Auflage: 2007

Lektorat: Nadine Weber
Umschlag: Hugo Waschkowski, Freiburg
Illustrationen: Britta van Hoorn, Hamburg
Satz und Druck: Mediaprint, Paderborn
Printed in Germany
ISBN 978-3-935767-45-3

Inhalt

Einleitung

Bei gesundheitsrelevanten Nähr- und Vitalstoffen denkt man normalerweise an Vitamine, Mineralstoffe, Spurenelemente und eventuell an essenzielle Aminosäuren sowie mehrfach ungesättigte Fettsäuren. Dass Zucker für die Energieversorgung wichtig ist, ist uns auch noch bewusst, nicht aber, dass sich hinter diesem Begriff eine ganze Stoffklasse verbirgt, deren zahlreiche Vertreter viele lebenswichtige und heilende Aufgaben übernehmen. Im Allgemeinen denkt man bei Zucker nämlich eher an ein Zuviel von raffiniertem Haushaltszucker. Bis vor etwa 150 Jahren noch Mangelware, isst heute jeder Deutsche fast 45 Kilogramm Tafelzucker jährlich, eine Lebensweise, die viele Zivilisationskrankheiten zur Folge hat. Aber Zucker ist nicht gleich Zucker. Es gibt einige, die gesundheitsfördernd sind, etliche sind Nahrungsmittel, andere Genussmittel und manche sogar Heilmittel, wobei es durchaus Überschneidungen gibt.

Erfahren Sie in diesem Buch, welche Zucker – es sind vor allem acht – gesundheitsrelevant sind und warum sie das sind. Erfahren Sie auch, wie Sie Ihrem Körper diese „essenziellen“ Zucker in Form von Glykonährstoffen zuführen können, denn unser Organismus ist zwar in der Lage, diese Zucker ineinander umzuwandeln, selbst produzieren kann er sie aber nicht. Dazu ist er auf Pflanzen angewiesen, die mithilfe von Sonnenenergie aus Kohlendioxid und Wasser unter Sauerstoffbildung Glukose herstellen können. Dieser Einfachzucker kann dann in Mehrfachzucker umgewandelt werden und der Energiespeicherung, dem Zellbau oder als Ausgangssubstanz für andere Zucker dienen. Der tierische Organismus, also auch der Mensch, nutzt die Glukose unter Sauerstoffverbrauch und Kohlendioxidfreisetzung zum großen Teil zur Energiegewinnung. Glukose ist aber auch Ausgangsstoff für andere Zucker: Solche „essenziellen“ Zucker befinden sich auf der

Oberfläche unserer Zellen und spielen eine wichtige Rolle in unserem Immunsystem, bei der Krebsbekämpfung, der Infektabwehr, der Kommunikation zwischen den Zellen und bei unzähligen anderen Stoffwechselvorgängen. Wussten Sie beispielsweise, dass sich unsere Blutgruppen nur durch ein einziges Zuckermolekül unterscheiden oder dass viele Krankheitserreger anhand bestimmter Zucker, die sich auf ihrer Oberfläche befinden, von unserem Immunsystem erkannt und bekämpft werden?

Als ich vor zwei Jahrzehnten Zellbiologie studierte, wurden die Oberflächenzucker häufig noch als störende Anhängsel von Zellen im elektronenmikroskopischen Bild betrachtet. Heute erscheinen jährlich mehrere tausend wissenschaftliche Arbeiten über Zucker und ihre Bedeutung. Daran lässt sich das große Interesse ermessen, das dem Thema entgegengebracht wird, aber auch die Tatsache, dass wir noch immer ziemlich weit am Anfang der Forschung stehen. Viele Forschungsergebnisse sind nur erste Hinweise auf mögliche Therapieansätze, aber einige zeigen schon sehr konkret auf, in welchen Fällen Glykonährstoffe tatsächlich helfen können. Schon heute ist klar, dass die „essenziellen" Zucker eine wichtige Rolle im gesunden und im kranken Stoffwechsel spielen, dass sie direkt aus der Nahrung verwertet werden können, darin aber nicht immer ausreichend vorhanden sind. Und dass sie ungefährlich, aber nützlich sind, und sogar Krankheiten heilen können.

Das vorliegende Buch gibt einen aktuellen Überblick über die Bedeutung dieser „essenziellen" Zucker für unsere Gesundheit. Nach einer kurzen Einführung in die wissenschaftlichen Grundlagen erfahren Sie Allgemeines über die Rolle der „essenziellen" Zucker in unserem Organismus. Danach folgen konkrete Hinweise zur Bedeutung von Glykonährstoffen für unsere Gesundheit und Informationen zu ihrem Vorkommen in Nahrungsmitteln.

Es wurde zwar darauf geachtet, Fachausdrücke möglichst einzudeutschen, sollten sich trotzdem Fremdwörter eingeschmuggelt haben, finden Sie viele davon im Glossar erläutert. Zwei Schlüsselbegriffe sollen schon an dieser Stelle angesprochen werden: Mit „essenziellen" Zuckern sind die biologisch besonders bedeutsamen Einfachzucker (vgl. Unterkapitel *Die acht „essenziellen" Zucker*) und die aus ihnen zusammengesetzten Mehr- und Vielfachzucker gemeint. Als Glykonährstoffe werden hingegen die „essenziellen" Zucker und ihre Verbindungen mit Eiweißen (Glykoproteine) und Fetten (Glykolipide) bezeichnet, wenn ihr Vorkommen in Lebens- oder Nahrungsergänzungsmitteln gemeint ist.

Wissenschaftliche Grundlagen

Der kleine Unterschied: Zucker ist nicht gleich Zucker

Unter den Begriff Zucker (altindisch *sarkara*, arabisch *sukkar*) fällt eine große Stoffgruppe, die sich aus Kohlenstoff- (C), Wasserstoff- (H) und Sauerstoffatomen (O) im Verhältnis 1:2:1 zusammensetzt. Deshalb spricht man auch von Kohlenwasserstoffen oder Kohlenhydraten (*hydrat* = Wasser). Enthalten Zucker zusätzlich Stickstoff (N), dann spricht man von Aminozuckern. Auch drei der „essenziellen" Zucker zählen dazu (s. Tabelle auf S. 17). Man erkennt sie an dem Wortbestandteil *amin*. Wissenschaftliche Begriffe bezeichnen Zucker oft mit dem griechischen Wortbestandteil *glyco* (süß). Ein anderer gängiger Begriff ist Saccharid (griechisch *sakcharon* = Zucker). Je nach Anzahl der in einem Zuckermolekül enthaltenen Kohlenstoffatome spricht man von Pentosen (*penta* = fünf) oder Hexosen (*hexa* = sechs) und so weiter. Die meisten biologisch wichtigen Zucker sind Hexosen, aber ein und derselbe Zucker kann in verschiedenen Formen vorliegen (vgl. Abb. 1).

Zusätzlich ist zu berücksichtigen, dass diese Varianten auch spiegelverkehrt auftreten können (D-Form von *dexter* = rechts und L-Form von *laevus* = links). Dabei handelt es sich um Moleküle, die in ihrer biologischen Wirkung völlig unterschiedlich sind.

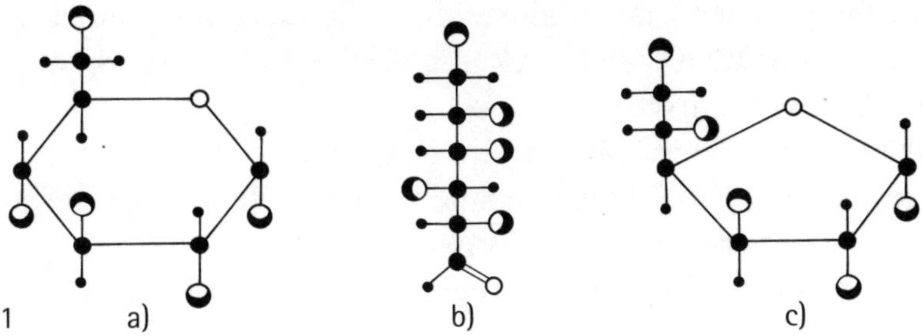

Abb. 1 a) b) c)

Drei Zustandsformen der Glukose: a) D-Glukopyranose (häufigste Form), b) D-Glukose und c) D-Glukofuranose (seltene Form)

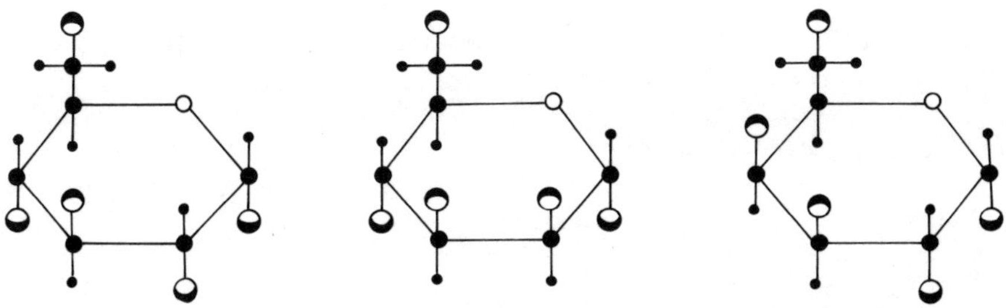

Glukose Mannose Galaktose

Abb. 2

Der einzige Unterschied zwischen diesen drei „essenziellen" Zuckern besteht in der räumlichen Anordnung eines Wasserstoff- und eines Sauerstoffatoms.
Erläuterung: Kreis mit schwarzem Halbmond = Sauer- und Wasserstoff (OH), weißer Kreis = Sauerstoff (O), schwarzer Kreis = Kohlenstoff (C), kleiner schwarzer Kreis = Wasserstoff (H)

Einzelne Zuckermoleküle können sich zu langen Ketten zusammenlagern. Je nach Anzahl der Zuckerbausteine unterscheidet man zwischen Einfachzuckern (Monosaccharide), Zweifachzuckern (Doppelzucker, Disaccharide), Mehrfachzuckern (Oligosaccharide) mit drei bis sechs und Vielfachzuckern (Polysaccharide) mit mindestens sieben Zuckerbausteinen. Vielfachzucker aus Glukose nennt man Glukane oder Glykane, solche aus Galaktose entsprechend Galaktane usw.

Anders als Aminosäuren, die Bausteine der Eiweiße, können Zuckermoleküle auf verschiedene Weise miteinander verknüpft werden: Sie können sogar Verzweigungen bilden, Aminosäuren aber nur lineare Ketten. Während zwei identische Aminosäuren nur eine, immer gleiche Verbindung eingehen können, können sich zwei identische Einfachzucker zu elf unterschiedlichen Molekülen zusammenlagern. Vier Aminosäuren können 24 verschiedene Kombinationen bilden, vier Einfachzucker aber 35 560!

Die folgenden Tabellen geben einen Überblick über einige gängige Zucker:

Einfachzucker (Monosaccharide)

Name	Bemerkung
Desoxyribosen	Bausteine der DNS
Fruktose (Lävulose, Fruchtzucker)	Langsame Aufnahme in Blutkreislauf; wird in diätetischen Lebensmitteln verwendet
Galaktose	Bestandteil der Muttermilch (s. Laktose)
Glukose (Dextrose, Traubenzucker)	Wichtigster Energielieferant
Ribosen	Bausteine der RNS und der „Energiewährung“ ATP

Zweifachzucker (Disaccharide)

Name	Bausteine	Bemerkung
Laktose (Milchzucker)	Glukose + Galaktose	Bestandteil der Milch
Maltose (Malzzucker), Isomaltose	Glukose + Glukose	Baustein der Stärke
Saccharose (Rübenzucker, Sukrose)	Glukose + Fruktose	Haushaltszucker, Tafelzucker; v.a. aus Zuckerrüben und Zuckerrohr hergestellt; häufigstes Disaccharid

Mehrfachzucker / Vielfachzucker (Oligosaccharide / Polysaccharide)

Name	Bausteine	Bemerkung
Chitin	N-Azetylglukosamin	Baumaterial des Außenskeletts von Wirbellosen (Insekten, Spinnen, Krebse) und der Zellwand vieler Pilze und Algen
Chondroitinsulfat	Glukuronsäure + N-Azetyl-galaktosaminsulfat	Hauptbestandteil des Knorpels
Glykogen	Glukose; sehr langes, stark verzweigtes Molekül aus vielen Glukoseeinheiten, gedrehte Helix	Energiespeicher der Tiere (als Granulat in der Zelle), v.a. in Leber und Muskeln, kann bis zu 10 % des Lebergewichts ausmachen
Heparin	Glukosamin- + Glukuronsäure (bzw. Iduronsäure)	Blutgerinnungshemmer

Name	Bausteine	Bemerkung
Hyaluronsäure	Glukuronsäure + N-Azetylglukosamin; teils mehr als 50 000 Einheiten; fast unverzweigt	Bestandteil der „Gelenkschmiere“ (Stoßdämpfer), des Bindegewebes, der Haut und des Glaskörpers im Auge; Tränenersatzmittel; Schönheitsoperationen (gegen Falten)
Murein	N-Azetylglukosamin + N-Azetylmuraminsäure	Baustein der Bakterienzellwand
Stärke (Amylose oder Amylopektin)	Maltose oder Isomaltose (mehrere tausend Glukosemoleküle); unverzweigt = Amylose, verzweigt = Amylopektin	Energiespeicher der Pflanzen (als Granulat in der Zelle); Nährstoff für Tiere
Zellulose	Zellobiose (Glukose + Glukose); unverzeigte, lange Fasern von bis zu 15 000 Glukoseeinheiten	Baumaterial pflanzlicher Zellwände; Hauptbestandteil der Pflanzenzelle; häufigste organische Substanz der Erde; für Menschen unverdaulich = Ballaststoff

Die acht „essenziellen" Zucker

Vitamine, Mineralstoffe, Spurenelemente, neun Aminosäuren und zwei Fettsäuren kann unser Organismus nicht selbst herstellen. Wir müssen sie mit der Nahrung aufnehmen. Acht der über 200 in der Natur vorkommenden Einfachzucker sind besonders wichtig für uns. Deshalb werden sie in diesem Buch als „essenziell“ bezeichnet, auch wenn wir sie selbst aus anderen Zuckern (vorwiegend ausgehend von Glukose) herstellen können. Von diesen acht „essenziellen“ Zuckern sind nur zwei, nämlich Glukose und Galaktose, ausreichend in unserer heutigen Nahrung enthalten. Die Tatsache, dass fünf davon in der Muttermilch vorkommen, zeigt, wie wichtig sie sind (vgl. Unterkapitel *Muttermilch und Glykonährstoffe*).

Auch wenn unser Körper einzelne Zucker ineinander umwandeln kann, nimmt er die wichtigen Einfachzucker bevorzugt direkt aus der Nahrung auf (Berger et al. 1998 und Gardiner 2000b). Das spart Energie, denn immerhin müssen zum Beispiel 38 verschiedene enzymatische Reaktionen ablaufen, um Galaktose in Fukose umzuwandeln. Wir können unserem Organismus mit Glykonährstoffen also viel Arbeit und Energieverbrauch ersparen.

Die folgende Tabelle gibt einen Überblick über die acht „essenziellen“ Zucker, ihr Vorkommen und ihre Bedeutung.

Name des Zuckers internationale Abk. Zuckertyp	wichtige Nahrungsquellen	vermutete und nachgewiesene Gesundheitsfunktionen (Anmerkungen zum Vorkommen im Körper)
Fukose Fuc Deoxyhexose	Vor allem in Muttermilch und in einigen Pilzen	Ernährung des Säuglings, stärkt das Immunsystem, Gehirnentwicklung, Langzeitgedächtnis, hemmt das Tumorwachstum und die Krebsausbreitung; (große Mengen in Nerven, Nieren, Hoden und Epidermis)
Galaktose Gal Hexose	Milch und Milchprodukte; kann nicht von allen Erwachsenen aus Laktose gewonnen werden (Laktoseintoleranz); einige Pektine	Gesunde Entwicklung des Säuglings; Wundheilung, Entzündungshemmung, Zellkommunikation, Kalziumaufnahme, Langzeitgedächtnis, Antitumorwirkung; (oft vorletzter Zucker vor Neuraminsäure in Glykoverbindungen)
Glukose Glc Hexose	Ausreichend in stärkehaltigen Lebensmitteln (z.B. Reis, Kartoffeln, Getreide) und in Tafelzucker enthalten	Wichtigster Energielieferant, wichtig für ein gut funktionierendes Gedächtnis, Kalziumaufnahme, Zellkommunikation; (Bestandteil von Gerinnungsfaktoren)
Mannose Man Hexose	Nur unzureichend in der Nahrung vorhanden; Mannitol = Zuckeraustauschstoff für Diabetiker	Zellkommunikation, Entzündungshemmung, Immunabwehr, Blutdrucksenkung, Geweberneuerung, Infektionshemmung (Viren, Bakterien, Pilze, Parasiten), hemmt das Tumorwachstum; (dient anderen Zuckern oft als Anker)

Name des Zuckers internationale Abk. Zuckertyp	wichtige Nahrungsquellen	vermutete und nachgewiesene Gesundheitsfunktionen (Anmerkungen zum Vorkommen im Körper)
N-Azetylgalaktosamin GalNAc Aminohexose	Nur geringfügig in der Nahrung enthalten	Hemmung des Tumorwachstums; Zellkommunikation
N-Azetylglukosamin GlcNAc Aminohexose	Nur in Muttermilch in größeren Mengen vorhanden	Lernunterstützung, Knorpelregeneration, Entzündungshemmung, gegen Arthritis; hemmt das Tumorwachstum, gegen HIV aktiv, an Schleimhautbildung beteiligt (Schutz vor Morbus Crohn)
N-Azetylneuraminsäure NeuAc Nonose (9 C-Atome)	Nur in Muttermilch in größeren Mengen vorhanden	Gehirnfunktion und Wachstum des Kindes, Lernen, Gedächtnis, Immunstärkung, Schleimbildung gegen Viren und Bakterien, Cholesterinsenkung; (bildet häufig das Ende von biologisch aktiven Mehrfachzuckern)
Xylose Xyl Pentose	Nur unzureichend in der Nahrung vorhanden; geringe Mengen in Früchten, Beeren, Pilzen; Zuckeraustauschstoff für Kaugummi und Süßigkeiten (Diabetiker)	Infektionshemmung (Bakterien u. Pilze), antiallergen, Krebsvorbeugung (Verdauungstrakt), Zellkommunikation; (in Proteoglykanen oft mit zwei Galaktosemolekülen verknüpft; auch in Gerinnungsfaktoren vorhanden)

Glykoproteine übernehmen viele lebenswichtige Aufgaben

Normalerweise erfüllen die „essenziellen" Zucker ihre Aufgaben in Verbindung mit Eiweißen (Glykoproteine) oder Fetten (Glykolipide). Und wenn wir davon sprechen, dass Proteine lebenswichtige Funktionen haben, übersehen wir dabei, dass es sich in Wirklichkeit meistens um Glykoproteine handelt. Tatsächlich haben fast alle Plasmaproteine – außer Albumin – einen oder mehrere Zucker angehängt und auch Membranproteine sind mit Zuckern verknüpft. Ohne eine solche Verzuckerung sind diese Eiweiße nicht oder nur eingeschränkt funktionsfähig. Einige Aufgaben von Glykoproteinen sind in der folgenden Tabelle zusammengefasst (vgl. Murray et al. 2000, Axford 2001 und Gardiner et al. 2001):

Glykoprotein (Beispiele)	Aufgaben
Enzyme	Katalyse chemischer Prozesse
Glykoproteine im Plasma von Kaltwasserfischen	Gefrierschutz
Hormone (diverse)	Regulation von Stoffwechselvorgängen
Immunglobuline (Antikörper), Antigene auf Zelloberflächen (HLA)	Immunabwehr
Kollagene	Strukturmoleküle
Lektine, Selektine, Antikörper	Erkennung von und Zusammenarbeit mit bestimmten Zuckern
Muzine	Gleitmittel, Schutz vor Krankheitskeimen

Glykoprotein (Beispiele)	Aufgaben
Transferrin	Transportfunktion
Weitere Glykoproteine	Zellerkennung, Zellanheftung (Spermium-Eizelle, Virus-Wirtszelle, Bakterium-Wirtszelle, Hormon-Zelle etc.), gestörtes Zuckermuster bei Krebszellen

Der Zuckeranteil am Gesamtgewicht eines Glykoproteins schwankt zwischen einem und 85 Prozent und an ein Protein können mehr als dreißig unterschiedlich lange Zucker gebunden sein.

Die Eiweiße, an die Mehr- oder Vielfachzucker gebunden sind, werden durch diese Verzuckerung auf unterschiedliche Weise beeinflusst:

- Fertigstellung aus Vorläuferproteinen (z.B. endgültige räumliche Faltung einer linearen Eiweißkette)
- Löslichkeit, Viskosität, elektrische Ladung, Denaturierung, Lebensdauer (z.B. wird die Dauer der Zirkulation von Hormonen im Blut verlängert)
- Schutz vor Verdauung durch Enzyme
- Aktivität (unverzuckerte Hormone können zwar an Zellmembranen binden, aber keine biologischen Prozesse auslösen)
- Einbau in Membranen, zielgerichtete Bewegung innerhalb der Zelle (z.B. Hinleitung von Enzymen in bestimmte Zellorganellen (Lysosomen), Sortierung und Ausscheidung
- Bindungsfähigkeit an Rezeptoren

Nicht nur Proteine, auch Lipide (Fette) können verzuckert sein. So ist Glukose Bestandteil eines Bausteins der Nervenhülle (Myelinscheide). Und die in den folgenden Kapiteln noch oft erwähnten

Oberflächenzucker unserer Zellen sind nicht nur an Eiweiße, sondern auch an Lipide angeheftet. Auch die Schutzschicht der Lungen (Surfactant) bedient sich solcher Stoffe (Phospholipide und Lipoproteine), um Mikroorganismen abzufangen.

Zuckermoleküle können aber auch direkt wirken, ja sogar Gene einschalten.

Verzuckerung – was ist das?

Zum Verständnis der nachfolgenden Ausführungen ist es hilfreich, sich den als Glykosylierung bezeichneten Vorgang der Proteinverzuckerung zu verdeutlichen.

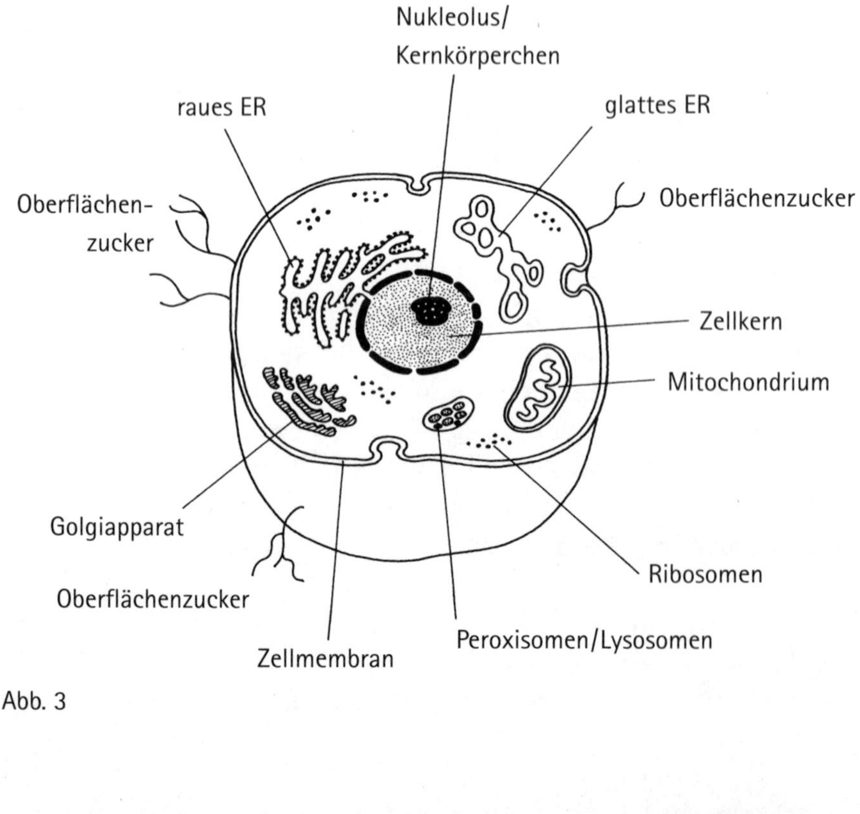

Abb. 3

Das kontrollierte enzymatische Anheften von Zuckern ist wohl die tief greifendste Veränderung eines Eiweißes und erfolgt teilweise schon während seiner Synthese im endoplasmatischen Retikulum (ER) und im Golgiapparat. Wie spezifisch dieser Prozess ist, zeigt die Tatsache, dass es mehr als zehn verschiedene Überträgerenzyme (Transferasen) nur für N-Azetylglukosamin gibt. Im Wesentlichen unterscheidet man drei verschiedene Arten der Protein-Glykosylierung: die O-glykosidische, bei der der Zucker über ein Sauerstoffatom an eine Aminosäure des Proteins gebunden ist, die N-glykosidische (Bindung über ein Stickstoffatom) und den GPI-Anker (Murray et al. 2000).

Bei O-Verknüpfungen handelt es sich häufig nur um bis zu vier Zuckermoleküle, während N-Verknüpfungen oft mehrere Verzweigungen (Antennen) aufweisen. Die N-glykosidisch verknüpften Zucker lassen sich in drei Hauptgruppen unterteilen, die alle ein gleiches Basiselement aus fünf Zuckermolekülen, aber veränderliche Endstrukturen enthalten (vgl. Abb. 4, nächste Seite). Bei GPI-Ankern (Glykosylphosphatidylinositol-Bindungen) werden die betreffenden Proteine durch Fettsäuren an der Membranaußenseite von Zellen verankert.

Eine Eiweißverzuckerung kann aber auch unkontrolliert erfolgen. Dann entstehen so genannte AGEs (Advanced Glycation Endproducts), die an vielen Krankheits- und Alterungsprozessen beteiligt sind. Hintergründe und Gegenmaßnahmen hierzu sind ausführlich bei Pies (2003) beschrieben.

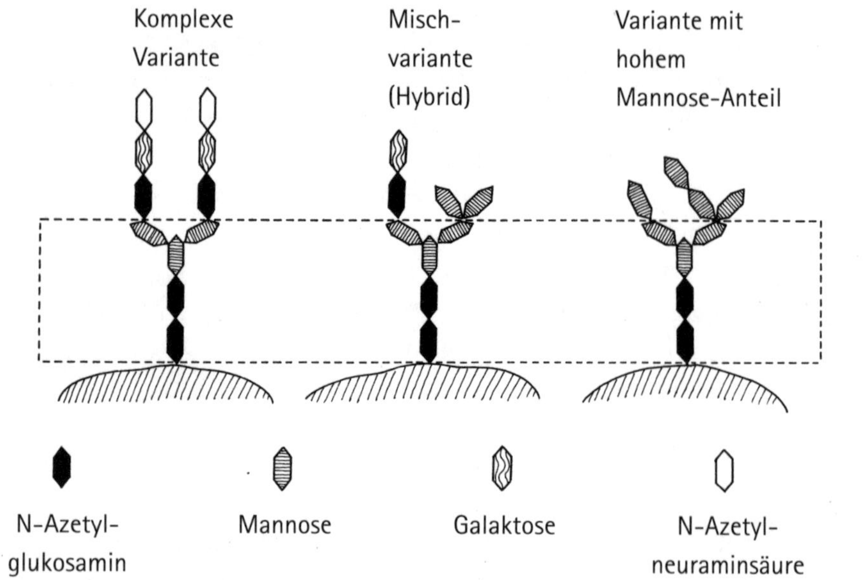

Abb. 4

Drei Beispiele für N-glykosidisch verknüpfte Zucker, bei denen die markierte Fünfer-Zuckergruppe immer identisch ist (verändert nach Murray et al 2000).

Bedeutung von „essenziellen" Zuckern und Glykoproteinen

Mit einem Zucker beginnt unser Leben

Schon über die Befruchtung einer Eizelle entscheiden Glykoproteine, denn hat ein Spermium die Eizelle erreicht, muss es erst eine wichtige Barriere (Zona pellicula) überwinden. Diese Schutzschicht enthält unter anderem das Glykoprotein ZP3, das als Rezeptor für das Spermium fungiert und ihm den Zutritt zur Eizelle ermöglicht. Aufgrund artspezifischer Unterschiede der Mehrfachzuckerstruktur ist gewährleistet, dass die Artenschranke (zum Beispiel Hund und Katze) nicht durchbrochen werden kann. Ist die Befruchtung erfolgt, spielen Zucker eine wichtige Rolle bei der Embryonalentwicklung und der Differenzierung von Organen.

Glykonährstoffe können auch wirksam gegen das Bakterium Escherichia coli eingesetzt werden, das Unfruchtbarkeit verursachen kann, indem es Spermien miteinander verklebt. Bei 22 impotenten Männern gelang es, mit Cs-4 (s. S. 55) (acht Wochen lang 3-mal täglich 3 g) die Spermienzahl um 33 Prozent zu erhöhen, die Menge fehlgebildeter Spermien um 29 Prozent zu verringern und bei einem Drittel der Patienten die Potenz zu steigern (Mondoa und Kitei 2001).

Ein Zuckermolekül entscheidet über Leben und Tod

Die wohl bekanntesten Oberflächenzucker sind die Blutgruppenantigene. Sie entscheiden darüber, ob man eine Bluttransfusion oder Organtransplantation überlebt. Verantwortlich für die Festlegung der Blutgruppen sind zwei Glykosyltransferasen, Enzyme also, die Zucker an Proteine oder Lipide anheften. Diese Glykolipide und Glykoproteine befinden sich auf der Oberfläche der roten Blutkörperchen und anderer Zellen. Die für die drei Blutgruppen A, B und 0 verantwortlichen Mehrfachzucker unterscheiden sich nur durch einen einzigen Einfachzucker (vgl. Abb. 5). Wer jedoch über beide Überträgerenzyme verfügt, bildet auch beide Antigene und hat die Blutgruppe AB.

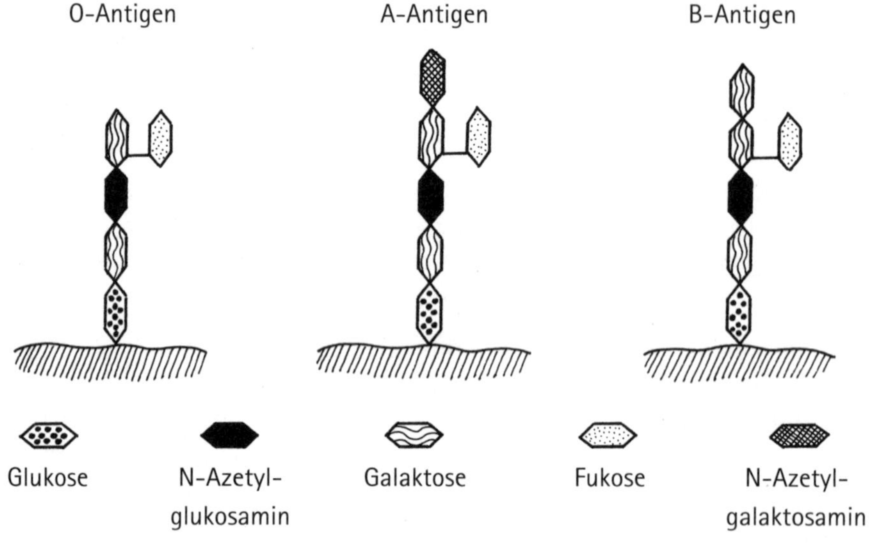

Abb. 5

Unsere Blutgruppen unterscheiden sich nur durch einen einzigen Zucker am Ende des Moleküls (modifiziert nach Lodish et al. 2001).

Schleim hat vielfältige Aufgaben

Schleim (lateinisch *mucus*) besteht zu 94 Prozent aus Wasser und zu fünf Prozent aus Muzinen. Das sind große Glykoproteine, deren Gesamtgewicht normalerweise zu mehr als der Hälfte aus Zucker besteht. Man unterscheidet sechs verschiedene Muzine, die vor allem auf Schleimhäuten vorkommen. Außerdem differenziert man zwischen sekretorischem und membrangebundenem Schleim. Ersterer schützt den Verdauungstrakt (z.B. die Magenzellen vor Magensäure), die Atemwege und die Geschlechtsorgane.

Membrangebundene Muzine sind auch an Wechselwirkungen zwischen Zellen beteiligt. Durch den hohen Anteil an Mehrfachzuckern wird verhindert, dass die Glykoproteine von Eiweiß spaltenden Enzymen verdaut werden (wie im Magen). Auch viele Krebszellen produzieren große Mengen membrangebundener Muzine, vermutlich um dadurch Oberflächenstrukturen, gegen die Antikörper gebildet werden könnten (Oberflächenantigene) zu maskieren und so das „Radar“ des Immunsystems zu unterlaufen (vgl. Unterkapitel *Glykonährstoffe bei Krebs*).

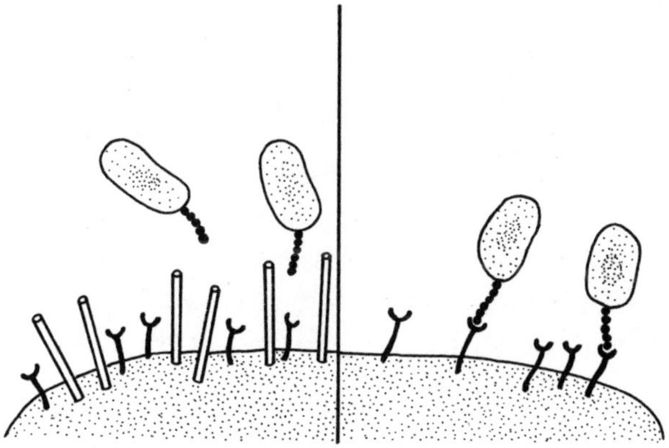

Abb. 6

Muzine hindern auch Keime daran, zu den Bindungsstellen auf der Zelloberfläche vorzudringen.

Andere Muzine binden durch einen hohen Anteil an Neuraminsäure und Sulfat viel Wasser und bilden so in Gelenken regelrechte Polster.

Zucker – die Sprache unserer Zellen

Unsere Zellen nutzen die Oberflächenzucker der Glykoproteine und Glykolipide, um Informationen über ihren Zustand auszutauschen und Befehle zu erteilen (Zellkommunikation). Auf diese Weise halten die Oberflächenzucker auch die unkontrollierte Ausbreitung von Krebszellen in Schach und können sie sogar ganz ausschalten. So wird das Anheften an gesunde Zellen blockiert und die Metastasenbildung verhindert. Damit aber nicht genug: Die Oberflächenzucker erkennen auch Fremdkörper, die dann vom Immunsystem bekämpft werden.

Zell-Zell-Kontakte (Anheftung und Kommunikation)

Beim Kontakt untereinander bedienen sich unsere Zellen verschiedener Proteine und Glykoproteine. Diese Anheftungsmoleküle (CAM, von *cell adhesion molecules*) umfassen in erster Linie Cadherine (wichtig für die Gewebsdifferenzierung), N-CAM-Moleküle (Zusammenhalt von Nervenzellen), Lektine (z.B. Anheften des Grippevirus, vgl. Unterkapitel *Zucker und Vireninfektionen)* sowie Selektine und Integrine (vgl. Unterkapitel *Zucker locken Leukozyten in entzündetes Gewebe*). Die Metastasenbildung von Tumoren ist übrigens mit einem Verlust von Cadherinen auf den Zelloberflächen verbunden.

Die extrazelluläre Matrix

Außerhalb unserer Zellen befindet sich eine Matrix aus Proteinen und Zuckern, die verschiedene Aufgaben erfüllt. Dazu zählen der Zusammenhalt der Zellen eines Gewebes, die Koordination der Zellfunktionen, die Signalübertragung (z.B. bei Wachstumsprozessen) und die Abpolsterung in Knorpelgeweben. Diese Matrix enthält neben unlöslichen Kollagenfasern (Kollagen ist ein Glykoprotein!)

auch zwei Hauptklassen löslicher (Glyko-) Proteine, nämlich die *Multiadhäsionsmatrixproteine* und die hochviskosen *Proteoglykane* (Mukoproteine). Letztere sind Riesenmoleküle, an deren zentrales Protein viele verschiedene Vielfachzucker (Glykosaminglykane) geheftet sind. Diese Vielfachzucker enthalten große Mengen der beiden „essenziellen" Zucker N-Azetylglukosamin und N-Azetylgalaktosamin. Proteoglykane bilden den größten Teil des Knorpels und sorgen für dessen Gelstruktur.

Zucker und Immunsystem

Unser Immunsystem ist ein hochkomplexes System zur Bekämpfung von Krankheitserregern, in dem verzuckerte Proteine eine wichtige Rolle spielen. An einer Immunreaktion sind eine Vielzahl verschiedener Immunzellen (fast ein Kilogramm beim Menschen), Zell-Oberflächenstrukturen (Antigene) und diverse Botenstoffe sowie Antikörper beteiligt. Gerät dieser Prozess außer Kontrolle, können Autoimmunkrankheiten, Krebs oder Allergien entstehen. Wie man sein Immunsystem durch Glykonährstoffe stärken kann, wird im Kapitel *Glykonährstoffe als Nahrungsergänzung* näher erläutert. Betrachten wir zunächst einige Komponenten des Immunsystems und die Rolle, die Zucker dabei spielen.

Eine wichtige Komponente bei der akuten Antwort einer Immunreaktion ist das so genannte *Mannose-Bindungs-Protein*, ein C-Lektin, das in der Leber gebildet und in die Blutbahn ausgeschüttet wird. Dieses Protein ist an einem Ende aufgeknäuelt und verfügt dort über drei Zucker-Bindungsstellen (hauptsächlich für Mannose). Diese Bindungsstellen enthalten wiederum Mehrfachzucker, in denen auch Mannose vorkommt. Sie können an die Oberflächenzucker von Bakterien, Viren und Pilzen andocken und machen sie dadurch für Fresszellen besonders bekömmlich. Durch die Bindung des Mannose-Bindungs-Proteins werden aber auch weitere Immunreaktionen ausgelöst.

Das Mannose-Bindungs-Protein ist, wie der Makrophagen-Mannose-Rezeptor (s.u.), eine entwicklungsgeschichtlich frühe Form der angeborenen Immunantwort auf Fremdkörper (Weis und Drickamer 1994). Seine Bedeutung wird dadurch unterstrichen, dass Immunschwächekrankheiten wie AIDS bei Patienten mit fehlerhaftem Mannose-Bindungs-Protein schneller verlaufen als dies üblicherweise der Fall ist (Turner 1998), und genetisch bedingte niedrige Konzentrationen dieses Proteins mit einer höheren Infektanfälligkeit verknüpft sind (Neth et al. 2000, Murray et al. 2000). Manche Forscher empfehlen deshalb sogar, Patienten mit Autoimmunkrankheiten oder häufigen Infektionen auf einen Mangel an diesem Glykoprotein hin zu untersuchen (Elkins 2003).

Makrophagen (Fresszellen) patrouillieren durch unsere Gewebe und tasten die Mehrfachzucker auf den Zelloberflächen ab. So stellen sie fest, ob die Zellen gesund oder krank sind (z.B. Krebszellen) und koordinieren bei Bedarf weitere Immunreaktionen.

Der Mannose-Rezeptor auf der Makrophagenoberfläche ist besonders gut erforscht. Er bindet an verschiedene Substanzen, die Mannose enthalten, kann aber auch weniger spezifisch andere Zucker (Fukose und N-Azetylglukosamin) binden. Außerdem gibt es auf der Makrophagenoberfläche noch andere Rezeptoren, die verschiedene Zucker (mindestens zwei davon auch Mannose) binden können. Makrophagen können deshalb durch Proteine, die Mannose auf der Oberfläche tragen, stimuliert werden (Lefkowitz und Lefkowitz 2000, Lefkowitz, D. L. 2000b und Lefkowitz, St. 2000). Die Bindung dieser Makrophagen-Rezeptoren an Krankheitskeime erleichtert es den Makrophagen, diese Keime zu fressen. Werden durch diese erste unspezifische Immunreaktion nicht alle Erreger abgetötet, tritt die spezifische Abwehrreaktion in Kraft (Antikörperbildung, Ausschüttung von Botenstoffen, Zerstörung des Erregers durch freie Radikale etc.).

Neutrophile Granulozyten sind kleine Immunzellen und Teil der Akut-Immunantwort. Sie patrouillieren ebenfalls im Körper.

Ihre Aktivität lässt sich durch Mannose oder N-Azetylglukosamin unterdrücken, was bei Asthma sinnvoll sein kann (Elkins 2003).

B-Lymphozyten produzieren nach einer Infektion Antikörper, die in das Blut abgegeben werden. *T-Lymphozyten*, wovon es mehrere Sorten gibt, vermitteln die zelluläre Abwehr. T-Helferzellen stimulieren und T-Supressorzellen beenden eine Immunreaktion. Auch *Natürliche Killerzellen* patrouillieren durch die Gewebe und zerstören fremde Zellen. Bei manchen Krankheiten wie AIDS, Krebs und dem Chronischen Müdigkeitssyndrom ist die Abwehrkraft dieser natürlichen Killerzellen vermindert. Anzahl und Aktivität lassen sich durch Glykonährstoffe erhöhen (z.B. mithilfe von Cordyceps, Maitake, Reiskleie, Arabinogalaktan, s. S. 55 ff.) (Mondoa und Kitei 2001).

Antikörper, auch Immunglobuline (IgG) genannt, bestehen aus einer veränderlichen und einer unveränderlichen Region. Erstere ist zu etwa 15 Prozent, Letztere zu 100 Prozent verzuckert (Ramberg 2000). Dabei variiert die Zusammensetzung der Zucker sehr stark. Das deutet darauf hin, dass sie für die Antikörperspezifität verantwortlich sind.

Zucker locken Leukozyten in entzündetes Gewebe

Zur Abwehr eines Fremdkörpers müssen weiße Blutkörperchen (Leukozyten, Lymphozyten) aus dem Blut zum Ort des Geschehens in das betroffene Gewebe einwandern. Dazu werden bei einer Entzündung sekundenschnell spezielle Eiweiße, vor allem P-Selektine, auf der Oberfläche des Blutgefäßes (Endotheloberfläche) ausgebildet. Dort fangen sie vorbeiströmende weiße Blutkörperchen ab. Diese bleiben mit ihren Zuckerresten an den P-Selektinen hängen und rollen dann langsam an der Zelloberfläche entlang. Nun folgt die Ausbildung weiterer Proteine (Integrine, CAMs etc.) an der Oberfläche von weißer Blutzelle und Gefäßwandzelle. Sie alle sorgen dafür, dass die Leukozyten an der Berührungsstelle zweier

Endothelzellen fester gebunden werden und sich dort aktiv aus dem Blutgefäß heraus in das Gewebe hinein bewegen (vgl. folgende Abb.).

Am Ende einer Immunantwort werden die Fremdkörper, die verbrauchten Immunzellen und sonstige Zelltrümmer von den Makrophagen aufgefressen (Phagozytose). Welche Zellen abgestorben sind, erkennen die Makrophagen wiederum an deren Oberflächenzucker (Lefkowitz, D. L. 2000b).

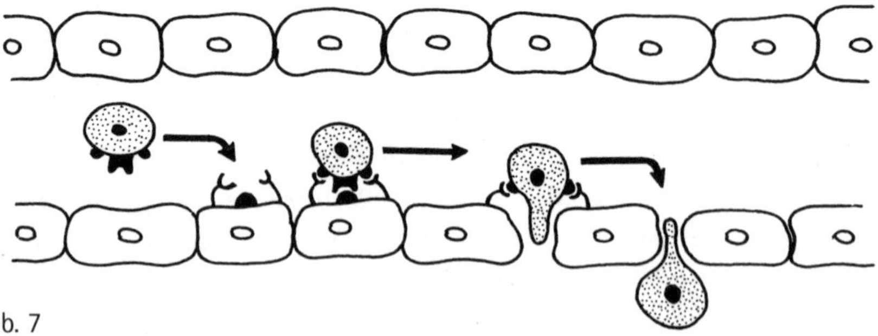

Abb. 7

Eiweiße und Zucker auf den Blutgefäßzellen (Endothel) und weißen Blutkörperchen sorgen dafür, dass die weißen Blutkörperchen aus dem Blut in das entzündete Gewebe einwandern.

Bei der Wundheilung nehmen Fresszellen abgestorbene neutrophile Granulozyten auf, indem sie sich eines Proteins bedienen, das Mannose oder Fukose auf der Membran dieser kleinen Immunzellen erkennt und daran bindet (Lefkowitz, D. L. 2000b).

Glykonährstoffe zur Vorbeugung und Therapie

Immunstärkung mit Glykonährstoffen

Viele Studien belegen oder geben Hinweise auf die immunstimulierende oder immunmodulierende Wirksamkeit von Glykonährstoffen (vgl. Unterkapitel *Zucker und Immunsystem*). Wissenschaftler haben zum Beispiel nachgewiesen, dass Glykonährstoffe Makrophagen aktivieren und deren antimikrobielle Aktivität und Tumorabwehr verbessern können. Makrophagen normalisieren beispielsweise mithilfe eines Reishi-Pilz-Extrakts (s. S. 55) die Funktion von bösartigen Leukämiezellen. Auch Maitake D-Fraktion, Azemannan und Arabinogalaktose (s. S. 56 ff.) erhöhen die Makrophagenaktivität (Mondoa und Kitei 2001). Glykonährstoffe verbessern auch Beweglichkeit und Funktionstüchtigkeit einer anderen Sorte von Fresszellen, der neutrophilen Granulozyten (Mondoa und Kitei 2001), und mit Mannose oder Fukose lässt sich die Überaktivität dieser Zellen bändigen (Lefkowitz, D. L. 2000c und Elkins 2003).

Mit Azemannan lassen sich die Anzahl und Abwehrkraft von T-Helferzellen erhöhen. Setzt man Monozyten (Vorläuferzellen verschiedener weißer Blutzellen) Glykonährstoffen aus und bringt sie anschließend mit T-Helferzellen zusammen, dann werden diese in ihrer Wirksamkeit gestärkt. Bei Autoimmunkrankheiten gibt es oft zu viele T-Helferzellen und bei Immunschwäche (AIDS oder Krebs) zu viele T-Supressorzellen. Glykonährstoffe können hier für ein gesundes Gleichgewicht sorgen. Auch Anzahl und Aktivität von T-Killerzellen (zytotoxische Zellen) lassen sich durch Glykonährstoffe erhöhen (Mondoa und Kitei 2001).

In der Literatur finden sich auch zahlreiche Hinweise auf die immunstärkende Wirkung einzelner „essenzieller" Zucker, wobei Mannose das Immunsystem offenbar am stärksten beeinflusst (Gardiner 2000, Lefkowitz, D. L. 2000b u. 2000c). Die Wirkung der „essenziellen" Zucker umfasst unter anderem die Aktivierung von Makrophagen, die Entzündungshemmung, die Hemmung der Produktion von Sauerstoffradikalen (bei Entzündungsreaktionen) in neutrophilen Granulozyten und die Hemmung des Komplementsystems (System aus elf Eiweißen mit Immunfunktion).

Glykonährstoffe bei degenerativen Gelenkerkrankungen

Etwa ein halbes Prozent der Bevölkerung leidet an schmerzhafter *rheumatoider Arthritis* (chronische Polyarthritis), eine Krankheit, bei der das Immunsystem vor allem die Gelenke zerstört. Neben typischen Rheumafaktoren (bestimmte Immunglobuline) findet man bei betroffenen Patienten Antikörper vom IgG-Typ mit zu geringem Galaktosegehalt. Je mehr Galaktose fehlt, umso gravierender ist die Erkrankung (Bond et al. 1996). Bessert sich die Krankheit, dann erhöht sich auch der Galaktosegehalt wieder. Die Mehrfachzucker der fehlerhaften IgG-Moleküle enden mit N-Azetylglukosamin anstatt mit Galaktose. Daran kann das Mannose-Bindungs-Protein (vgl. Unterkapitel *Zucker und Immunsystem*) binden und eine Entzündungskaskade auslösen, was eine chronische Entzündung der Gelenke verursacht (Malhotra et al. 1995, Murray et al. 2000).

Ähnliche Befunde gibt es auch bei anderen Krankheiten. So wurde bei Patienten mit chronischer Polyarthritis ein niedriger L-Fukose-Spiegel gemessen (Kamel und Serafi 1995), der mit der Ausprägung der Krankheit einhergeht. In einer Doppelblindstudie zeigte sich außerdem, dass Glukosamin (ein Abbauprodukt von N-Azetylglukosamin) Arthritisschmerzen sowie die Beweglichkeit der Gelenke deutlich verbessert (Gardiner 2000a).

Durch Mannane (Vielfachzucker aus Mannose) ließen sich im Rattenexperiment Arthritisanfälle verhindern (Lefkowitz, D. L. 2000c). Dieser Effekt wird durch die Blockierung des Makrophagen-Mannose-Rezeptors erklärt. Ebenfalls verhindern Mannose und N-Azetylglukosamin die Radikalenproduktion in neutrophilen Granulozyten (Lefkowitz, D. L. 2000c), denn freie Radikale spielen bei Arthritis eine wichtige Rolle.

Osteoarthritis ist eine (nicht autoimmune) Form von Arthritis, die einen stärkeren Knorpelabbau, aber weniger ausgeprägte Entzündungsreaktionen als die chronische Polyarthritis hervorruft. Sie betrifft meist Knie oder Hüften und verursacht starke Schmerzen. Die Behandlung erfolgt durch Selbsthilfemaßnahmen, aber auch mit Arzneimitteln (nicht steroidale Antirheumatika), die häufig unerwünschte Nebenwirkungen nach sich ziehen. Neuerdings setzt man auch Glykonährstoffe ein. N-Azetylglukosamin und N-Azetylgalaktosamin schützen nämlich Gelenke vor Osteoarthritis, indem sie freie Radikale abfangen (Elkins 2003). N-Azetylglukosamin, Chondroitin und Kollagen können außerdem helfen, die Knorpelregeneration in den geschädigten Gelenken anzuregen (Deal und Moskowitz 1999), und der Schmerz lässt sich mit Glukosaminsulfat oft genauso gut oder noch besser als mit einem herkömmlichen Schmerzmittel (Ibuprofen) reduzieren (da Canara und Dowless 1998).

Fallbericht (Mondoa und Kitei 2001): Eine 53 Jahre alte Frau litt seit mehreren Jahren an immer stärkeren Symptomen einer Osteoarthritis. Sie wurde zunehmend immobiler und verlor an Gewicht. Zunächst wurde sie mit Steroiden und Schmerzmitteln behandelt. Dann nahm sie täglich 1500 mg Glukosamin und 1200 mg Chondroitin ein und innerhalb weniger Monate gingen Schmerzen und Steifheit der Gelenke stark zurück. Schließlich konnten die Schmerzmittel stark reduziert werden.

In einer Studie mit 212 Osteoarthritis-Patienten bewirkte Glukosaminsulfat (drei Jahre lang täglich 1500 mg) eine Verbesserung der Symptome, verhinderte das Fortschreiten der Erkrankung und unterstützte sogar die Heilung des zerstörten Knorpelgewebes. In einer anderen Studie erhielten Patienten mit Osteoarthritis der Knie vier Wochen lang intravenös Glukosamin und täglich 800 mg oral Chondroitin. Damit wurden eine erhebliche Verbesserung der Bewegung und ein signifikanter Rückgang der Schmerzen erzielt (Mondoa und Kitei 2001). Zunächst wurde Glukosamin übrigens von Tierärzten zur Behandlung von Arthritis bei Hunden, Katzen und Pferden verwendet, bevor es in den 1990er-Jahren Eingang in die Humanmedizin fand (Mondoa und Kitei 2001).

Wie bei Arthritis, so findet man auch bei anderen Autoimmunkrankheiten einen Galaktosemangel vor, sodass gegen die dadurch bedingten anormalen Oberflächenzucker Antikörper gebildet werden. Mitunter mangelt es auch an Mannose (Lupus erythematodes) oder es liegt eine Störung der Xyloseresorption vor (Multiple Sklerose) (Mondoa und Kitei 2001, Elkins 2003).

Die Ursachen für eine *Arthrose* (keine Autoimmunkrankheit) sind sehr unterschiedlich und können angeboren oder erworben sein. In einer Langzeitstudie wurde bestätigt, dass Glukosaminsulfat bei Patienten mit Kniegelenkarthrose die Wiederherstellung von Knorpelgewebe und der Gelenkschmiere unterstützt.

Auch bei der *Gonarthrose* handelt es sich um eine degenerative Gelenkerkrankung (Beingelenke). Bei dieser Krankheit wurde schon vor mehr als 20 Jahren festgestellt, dass eine wöchentliche Injektion (fünf Wochen lang) von Glukosamin in die betroffenen Gelenke den Schmerz reduziert (Vajaradul 1981).

Glykonährstoffe und Allergien

Auch Allergien sind die Folge eines fehlgeleiteten Immunsystems. Sie können von verschiedenen Allergenen ausgelöst werden: Das sind Fremdpartikel wie der Kot der Hausstaubmilben, Tierhaare, Metalle, Pollen etc., gegen die sich der Körper mit einer Überreaktion wehrt. Mit den gegen diese Fremdpartikel gebildeten Antikörpern (IgE) wird eine Immunreaktion in den Mastzellen der Atemwege, Augen, Haut etc. ausgelöst. Das bewirkt eine permanente Ausschüttung von Histamin, was Niesen, Juckreiz, Schleimbildung und Schwellungen bis hin zur Verengung der Atemwege mit Atemnot (Bronchialasthma) zur Folge hat.

In den USA wurde festgestellt, dass der Schweregrad von Asthma durch Glykonährstoffe sich positiv beeinflussen lässt (Ganapini 1997, Purcell 1997) und zusätzlich Medikamente eingespart werden können. Bei 14 Patienten verringerte sich die Anzahl der Symptome um 86 Prozent. Außerdem konnte die Begleitmedikation um 72 Prozent reduziert werden. Diese Studie bestätigte Erfahrungen mit Aloe vera-Extrakt (s. S. 57), dessen hoher Gehalt an Glykoproteinen und Vielfachzuckern für die effektive Behandlung von Asthma verantwortlich gemacht wird.

Andere Wissenschaftler stellten fest, dass die Wirkdauer von Theophyllin, einem Asthmapräparat, sich durch Glykonährstoffe verdoppelt lässt (Lefkowitz, D.L. 2000a) und der „essenzielle“

Zucker N-Azetylneuraminsäure genauso gut wirkt wie Antihistaminika (Elkins 2003).

Für den positiven Effekt von Glykonährstoffen auf Bronchialasthma gibt es mehrere theoretische Erklärungen (Lefkowitz, D. L. 2000a). Vor allem in der Frühphase der Krankheit sind neutrophile Granulozyten in der Lunge zu finden. Ihre Anzahl lässt sich durch Mannose und N-Azetylglukosamin verringern. Möglicherweise wird auch der Zell-Zell-Kontakt, der ja Voraussetzung für eine Entzündung ist und über Zucker hergestellt wird (vgl. Kapitel *Zucker locken Leukozyten in entzündetes Gewebe*), gehemmt. Schließlich spielen zwei Enzyme (Eosinophil-Peroxidase und Myeloperoxidase), die viel Mannose enthalten, eine wichtige Rolle bei Entzündungsreaktionen (Lefkowitz, D. L. 2000a).

Reishi (s. S. 55) verbesserte in einer Studie mit mehr als 2000 Patienten mit chronischer Bronchitis die Symptome um 60 bis 90 Prozent (Mondoa und Kitei 2001). 1995 verabreichten chinesische Forscher 35 älteren Patienten mit chronisch obstruktiver Lungenerkrankung drei Wochen lang drei Gramm Cs-4. Dadurch ließen sich Appetit, Vitalität und Lungensymptome verbessern und auch Krankheitsmerkmale wie Husten, Schnaufen und Schleimproduktion besserten sich stark. Auch das Abhusten und die Erneuerung von Bronchialzellen lässt sich durch Glykonährstoffe verbessern (Mondoa und Kitei 2001).

Außerdem gibt es Hinweise darauf, dass Mannose und N-Azetylglukosamin die Produktion freier Radikale in Leukozyten, Fukose eine Kontaktdermatitis und N-Azetylneuraminsäure einen Allergieschock sowie die Histaminausschüttung verhindern können (Lefkowitz, D.L. 2000a). In weiteren Studien wurde festgestellt, dass Chitin sowie ein Extrakt aus Reishi-Pilzen und Ling Zhi-8 (s. S. 56) ebenfalls allergische Reaktionen günstig beeinflussen (Mondoa und Kitei 2001).

Zucker und Bakterieninfektionen

Zucker können uns auf zweierlei Weise vor Krankheitskeimen schützen. Einerseits verhindern sie die Besiedlung unseres Körpers und andererseits stärken sie unser Immunsystem. Viele Krankheitskeime tragen ebenso wie unsere eigenen Zellen Oberflächenzucker und können dadurch von unserem Immunsystem als fremd erkannt werden. Die Eindringlinge können unser Immunsystem aber auch in die Irre führen und sich mithilfe von Zuckern (Adhäsine, Lektine) Zugang zu unseren Zellen verschaffen. Da Bakterien mit Lektinen an Mannose-Rezeptoren der (noch) gesunden Wirtszelle binden, kann man dieses Andocken durch die Gabe von Mannose zu verhindern suchen (vgl. Abb. 10). Azemannan (s. S. 58) hemmt zum Beispiel zeit- und dosisabhängig die Bindung von Pseudomonas aeruginosa (Mukoviszidose) an Wirtszellen (Lefkowitz und Lefkowitz 2000) und Fukose (möglicherweise auch N-Azetylneuraminsäure) verhindern die Anheftung von Bakterien in den Atemwegen.

Die Häufigkeit von Ohrinfektionen lässt sich offenbar mithilfe von Mannose und Xylitol verringern. Letzteres wurde in einer Studie mit 306 Kindern festgestellt, die anfällig für Ohrinfektionen waren. Die Hälfte von ihnen kaute mehrmals täglich Kaugummi mit Xylitol. Innerhalb der nächsten zwei Monate entwickelten nur 12 Prozent von ihnen eine Ohrinfektion, während es in der Plazebogruppe 21 Prozent waren (Elkins 2003).

Fallbericht (Mondoa und Kitei 2001): Schon mit wenigen Wochen hatte ein Baby eine bakterielle Ohrinfektion und litt im Laufe der nächsten zwei Jahre häufig an Mittelohrentzündungen. Dagegen bekam es zwölfmal (!) Antibiotika. Dann verordnete Dr. Mondoa eine Mischung aus Arabinogalaktanen (s. S. 57) und Aloe vera-Extrakt (zweimal 250 mg pro Tag) und nach drei Wochen war der kleine Patient dauerhaft beschwerdefrei. Seither wendet der Arzt diese Behandlungsmethode auch bei anderen Kindern mit Mittelohrentzündung mit gutem Erfolg an.

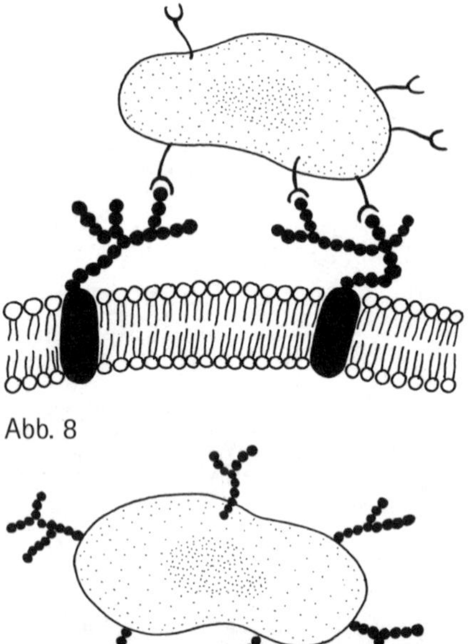

Abb. 8

Das Bakterium Escherichia coli kann Harnwegsinfekte und Nierenerkrankungen verursachen und es gibt Hinweise darauf, dass Glykonährstoffe (u. a. Glukose und Mannose) den Schweregrad einer solchen Infektion verringern können

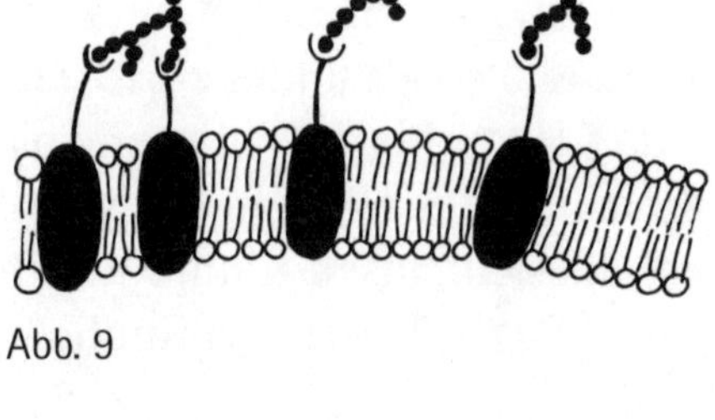

Abb. 9

Zwei mögliche Mechanismen der Kontaktaufnahme eines Bakteriums mit der Wirtszelle (oben u. unten) sowie die Möglichkeit (rechte Seite), dieses Anheften durch Blockieren der entsprechenden Rezeptoren durch „essenzielle" Zucker zu verhindern (nach Lefkowitz und Lefkowitz 2000).

(Gardiner 2000, Mondoa und Kitei 2001).

Auch bei Tieren spielen Bakterieninfektionen eine wichtige Rolle. Verschiedene Keime sind beispielsweise Ursache von Unfruchtbarkeit bei Stuten. Einige Wissenschaftler fanden heraus, dass Mannose solche Infektionen teilweise verhindern kann, gegen das Kolibakterium aber auch N-Azetylgalaktosamin wirksam ist. Die Autoren regen daher an, in der Pferdezucht begleitend zur Antibiotikatherapie auch Mannose einzusetzen und so Kosten zu sparen sowie die Gefahr der Resistenzbildung zu reduzieren (King et al. 2000). Auch die Gefahr einer Salmonellen-Infektion lässt sich durch Mannose reduzieren, bei Hühnern sogar durch die Zugabe des Zuckers in das Trinkwasser (Gardiner 2000b).

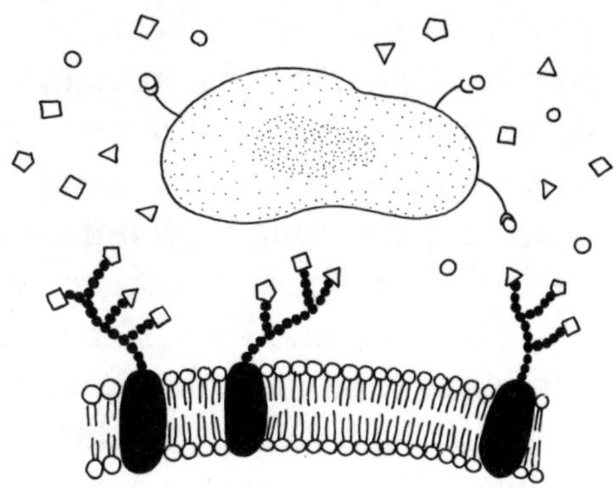

Abb. 10

Britische Wissenschaftler fanden heraus, dass Kinder, die an Hirnhautentzündung (Neisseria meningitis) erkrankten, 6,5-mal häufiger von beiden Elternteilen eine bestimmte Variante eines Mannose-Bindungslektins geerbt hatten, die sie anfälliger für diese Krankheit machten.

Zucker und Vireninfektionen

Auch Viren tragen Oberflächenzucker, mit denen sie an entsprechende Andockstellen auf der Wirtszelle binden und sich so Zutritt zu ihr verschaffen. So weist das Hepatitis B-Virus ein bis zwei Glykosylierungsstellen auf, die Hülle des HIV aber etwa 30 (Axford 1997). Im immer noch (fast) aussichtslosen Kampf gegen AIDS gehört das auf der Oberfläche des HI-Virus befindliche gp120 zu den bestuntersuchten Glykoproteinen. Es ist verantwortlich für das Anheften an CD4-Zellen (T-Helferzellen), die dann langsam zerstört werden. Zurzeit wird ein Impfstoff gegen dieses Glykoprotein entwickelt (Veränderung der Glykosylierung), um sein Andocken zu verhindern. Glykonährstoffe können aber auch die Wirksamkeit herkömmlicher AIDS-Medikamente verbessern (Mondoa und Kitei 2001). Das wurde für Lentinan (1-10 mg ein- bis zweimal pro Woche, mehrere Wochen lang) nachgewiesen. Einzelne Fallberichte sprechen dafür, dass die aus dem gleichnamigen Pilz gewonnene Maitake D-Fraktion (s. S. 56) effektiv bei Kaposi-Sarkom ist, einem Krebs, der oft bei AIDS-Patienten auftritt. Wenn man bei HIV-Infektionen Glykonährstoffe unterstützend nimmt, sollte man frühzeitig damit beginnen, aber immer in Absprache mit dem behandelnden Arzt. Dadurch lässt sich möglicherweise auch opportunistischen Infektionen, also Krankheiten, die nur bei einem geschwächten Immunsystem ausbrechen, besser begegnen. Japanische Forscher stellten fest, dass sich das für AIDS verantwortliche HI-Virus durch Mannose, Fukose und N-Azetylglukosamin hemmen lässt. Interessanterweise wurde bei AIDS-Patienten auch ein Xylose-Defizit gefunden (Elkins 2003).

Ende der 1980er-Jahre fand man Hinweise darauf, dass sich die Bindung des für Schnupfen verantwortlichen Rhinovirus an die Wirtszelle durch Weizenkeim-Lektine hemmen lässt (Mondoa und Kitei 2001). 1999 wiesen Forscher an 140 Säuglingen und Kleinkindern nach, dass sich Erkältungen und der Bedarf an Antibiotika mit Oligofruktose (etwa 1,1 g täglich) stark reduzieren lassen. Schon seit Jahrzehnten ist bekannt, dass Sialinsäurereste (zum Beispiel N-Azetylneuraminsäure) auf der Wirtszelle Teil der Bindungsstellen für das Grippevirus (Influenza A) sind. Dieses Virus löst eine Histaminausschüttung weißer Blutkörperchen (Basophile) aus, die zu allergischen Reaktionen führt. Schon niedrige Zuckerkonzentrationen (u.a. N-Azetylglukosamin und N-Azetylneuraminsäure) verhindern diese Histaminausschüttung, vermutlich durch Blockierung der Rezeptoren, die für das Anheften des Virus an die Immunzellen verantwortlich sind (Murray et al. 2000). Nach der Vervielfältigung in der Wirtszelle bilden die Grippeviren Zucker abbauende Enzyme, um aus der Zelle herausgeschleust zu werden. Da das Influenzavirus sehr wandlungsfähig ist, kann es unser Immunsystem leicht überlisten und uns immer wieder neu infizieren. Im Experiment konnten Mäuse durch Polysaccharid K (s. S. 56) vor einer Grippe geschützt werden. Und es scheint so, als könne man damit die Effektivität einer Grippeschutzimpfung verbessern.

Auch Herpesviren bedienen sich Glykoproteinen, um die Wirtszelle zu infizieren (Williams und Strauss 1997). Verschiedene Studienergebnisse deuten darauf hin, dass die Anheftung von Herpes labialis und Herpes genitalis durch Glykonährstoffe gehemmt werden kann, indem sie die Viren dazu veranlassen, abnorme Glykoproteine zu bilden (Mondoa und Kitei 2001).

Papilloma-Viren übertragen auf sexuellem Wege die so genannten Feigwarzen (Genitalwarzen, Kondylome) und können das Risiko an Gebärmutterkrebs zu erkranken, erhöhen. Chinesische Wissenschaftler stellten bei 63 Patienten fest, dass sechs Wochen vor und zwei Wochen nach einer Bestrahlung täglich zweimal 12,5 mg oral eingenommenes Lentinan (s. S. 56) die Neubildung von Genitalwarzen stark hemmt. Nur bei 10,5 Prozent der Patienten traten neue Warzen auf, während in der Kontrollgruppe 47 Prozent wieder erkrankten (Mondoa und Kitei 2001).

Für gesunde Menschen ist das Zytomegalievirus ungefährlich. Bei Embryonen und Neugeborenen sowie immunschwachen Menschen kann es jedoch gravierende Schäden verursachen. Es gibt Hinweise darauf, dass Polysaccharid K vor den Viren schützen kann, indem es die Aktivität der natürlichen Killerzellen erhöht (Mondoa und Kitei 2001).

Zucker und Pilzinfektionen

Auch Pilze können gefährliche Krankheiten verursachen und Candida albicans kann sogar lebensbedrohlich werden. Er bedient sich des Mannose-Rezeptors der Wirtszelle, um sich im Körper anzusiedeln. Es gibt Hinweise darauf, dass man mit einem einzigen „essenziellen" Zucker nichts gegen Candida ausrichten kann, eine Kombination aus allen acht „essenziellen" Zuckern jedoch zu 95 Prozent wirksam ist (Elkins 2003). Makrophagen können durch Glykonährstoffe (z.B. Azemannan) beim Abtöten von Candida albicans unterstützt werden (Lefkowitz und Lefkowitz 2000) und auch Xylose wirkt tödlich auf diesen Hefepilz (Gardiner 2000b).

Fallbericht (Mondoa und Kitei 2001): Eine 32-jährige Ärztin litt unter immer wiederkehrender Vaginalcandidose. Ihr half eine Mischung aus Aloe vera-Extrakt und Arabinogalaktose (1 g täglich).

Zucker und Parasiteninfektionen

Der Parasit *Acanthamoeba* kann unter anderem Hirn- sowie Hornhautentzündungen im Auge hervorrufen. Erkrankungen sind zwar selten, können aber vor allem für immungeschwächte Menschen gefährlich werden. Auch diese Amöbe ist auf die Bindung an den Mannose-Rezeptor der Wirtszelle angewiesen. Im Zellexperiment ließ sich der Amöbenbefall mit Mannose und N-Azetylglukosamin hemmen (Lefkowitz und Lefkowitz 2000).

Israelische Forscher entdeckten, dass sich das Protozoon *Leishmania* durch Beta-Glukane (s. S. 58) hemmen lässt. Unbehandelt endet die Tropenkrankheit Leishmaniose nach etwa zwei Jahren meist tödlich. Laborversuche weisen auch auf die positive Wirkung von Maitake-Pilzen bei *Malaria* hin (Mondoa und Kitei 2001).

Toxocara ist ein häufig bei Katzen, Hunden, Wölfen und Füchsen gefundener Spulwurm, der Fieber, Lungenentzündung, Leberschwellung und Erblindung verursachen kann. Bei Mäusen ließ sich die Verbreitung des Parasiten im Körper signifikant durch Beta-Glukane verringern (Mondoa und Kitei 2001).

Zucker gegen „Zucker"

Sowohl bei der Glukoseverwertung als auch bei Diabetes mellitus spielen „essenzielle" Zucker und Glykonährstoffe eine wichtige Rolle. So ist die richtige Verzuckerung des Insulinrezeptors in den Zellmembranen von größter Bedeutung für eine korrekte Insulinempfindlichkeit. Diese ist wiederum, je nach Art der Verzuckerung des Rezeptors, von Gewebe zu Gewebe unterschiedlich (Ramberg 2000).

Beim Diabetes mellitus unterscheidet man zwischen Typ 1, mit ungenügender Insulin*produktion*, und Typ 2 (Altersdiabetes), mit verminderter Insulin*wirkung*. In beiden Fällen ist der Blutzuckerspiegel erhöht, weil Glukose nicht ausreichend aus dem Blut in die Zellen aufgenommen und abgebaut werden kann. Betroffenen wird daher empfohlen *„wenig raffinierte Zucker, viel komplexe Kohlenhydrate und Nahrungsfasern"* zu essen (Burgerstein 2002). Als Austauschstoffe für Glukose werden unter anderem die Zucker Laktose, Fruktose und Xylose verwendet. Andere Zucker, wie Mannose und Galaktose, können sogar die Insulinproduktion in der Bauchspeicheldrüse ankurbeln (Elkins 2003). Der Stoffwechsel von N-Azetylglukosamin wird, ebenso wie bei Glukose, durch Insulin reguliert und N-Azetylglukosamin wiederum beeinflusst die Insulinaktivität (Gardiner 2000).

Mit einer Mannose enthaltenden Diät konnte eine enorme Verbesserung der Gesundheit (Sehprobleme, Wundheilung,

Infektionsanfälligkeit und Bluthochdruck) von Typ 1-Diabetikern erreicht werden und in einigen Fällen verringerte sich sogar der Insulinbedarf (Elkins 2003). Japanische Forscher entdeckten bei Diabetikern abnorme Verbindungen von N-Azetylneuraminsäure und Galaktose und auch die Fukosekonzentration schien erhöht zu sein (Elkins 2003). Daher ist es verständlich, dass in mehreren Studien der positive Effekt von Glykonährstoffen auf Diabetes nachgewiesen werden konnte (Mondoa und Kitei 2001). Aloe vera senkte den Blutzuckerspiegel durchschnittlich von 273 auf 151 (normal sind Werte zwischen 70 und 110 mg%). In einer anderen Studie mit 72 Patienten (Diabetes Typ 2) wurde mit täglich einem Teelöffel Aloe vera-Saft eine Senkung des Blutzuckerspiegels und der Triglyzeride erreicht (Bunyapraphatsara et al. 1996).

Fallbericht (Mondoa und Kitei 2001): Ein 76 Jahre alter übergewichtiger Mann war seit 21 Jahren Diabetiker und seit fünf Jahren insulinpflichtig. Nachdem er schließlich täglich 250 mg Hefe-Beta-Glukane und 500 mg Aloe vera-Pulver einnahm, konnte das Insulin nach einem Monat abgesetzt werden.

Aber auch auf Diabetes Typ 1 wirken sich Glykonährstoffe (Ling Zhi-8 und Cordyceps, s. S. 55 f.) positiv aus. Offenbar stimuliert Cordyceps die Aktivität des Enzyms Glukokinase, das Glukose abbaut (Mondoa und Kitei 2001). Mannose wiederum soll einer Erblindung durch Grauen Star – eine häufige Diabetes-Komplikation – vorbeugen helfen (Elkins 2003) und auch Maitake-Pilze scheinen sich günstig auf Diabetes mellitus auszuwirken (Mondoa und Kitei 2001).

Glykonährstoffe bei Krebs

Wenn unser Immunsystem überfordert ist oder Krebszellen sich gut tarnen, kann es zu einer unkontrollierten Teilung und Vermehrung kommen. Glykonährstoffe können das Immunsystem effektiv bei der Krebsbekämpfung unterstützen und es gibt unzählige Berichte und Studien, die diese Tatsache belegen oder zumindest Hinweise darauf liefern. Daher sind Glykonährstoffe eine sinnvolle Ergänzung zur schulmedizinischen Therapie (Operation, Chemotherapie und Bestrahlung), auch wenn sie keine „Wunderdrogen“ sind. Es scheint gesichert zu sein, dass sie helfen können, die Vorsorge, die Prognose und die Lebensqualität bei Krebs zu verbessern (Lefkowitz, St. 2000). Offenbar helfen sie umso besser, je früher sie eingenommen werden, denn sie sind eher zur Vorbeugung als zur Behandlung geeignet (Mondoa und Kitei 2001). Die antitumorale Wirkung scheint durch Immunstimulation, Beeinflussung von Oberflächenzuckern und Unterstützung des programmierten Zelltodes von Krebszellen (Apoptose) zu erfolgen.

Dass sich Glykonährstoffe positiv auf das Tumorgeschehen auswirken, ist nachvollziehbar, denn Krebs hängt eng mit einer fehlgesteuerten Zellkommunikation zusammen. Und diese erfolgt eben mittels Zuckermolekülen. Man geht davon aus, dass Veränderungen in der Struktur von Oberflächenzuckern bei Krebszellen dafür verantwortlich sind, dass sie sich aus dem ursprünglichen Zellverband lösen, im Körper ausbreiten und an anderer Stelle ungehemmt vermehren (Metastasenbildung). Oft sind die Oberflächenzucker auf Krebszellen stärker verzweigt als die gesunder Zellen. Bei Brust- und Dickdarmkarzinomen wurden zum Beispiel abnorme Mengen Mannose und N-Azetylglukosamin gefunden, außerdem stellte man einen Zusammenhang zwischen fehlenden Monosacchariden und dem Ausbreiten der Krebszellen im Körper fest (Elkins 2003).

Indem Glykoverbindungen oder Zuckermoleküle die entsprechenden Bindungsstellen für Krebszellen blockieren, kann die Metastasenbildung verhindert werden. Hat sich eine Tumorzelle nämlich erst einmal festgesetzt, kann sie sich ungehemmt vermehren. Werden die Bindungsstellen jedoch von Zuckern (oral eingenommen oder injiziert) besetzt, kann sich die Tumorzelle gar nicht erst ansiedeln (Gardiner 2000a). Eine Studie zeigte, dass Dickdarmkrebszellen, die Metastasen bilden, mehr Muzin produzieren. Wird die Muzinbildung jedoch gehemmt, so geht sie mit einer Verminderung der Metastasenbildung einher (Gardiner 2000). Die Muzine tragen veränderte Eiweiß- und Zuckerstrukturen (Antigene), gegen die der Organismus Antikörper bildet. Diese Eigenschaft nutzt man in der modernen Krebsforschung zur Entwicklung spezifischer Impfstoffe. Solche Immuntherapeutika sollen das Immunsystem des Krebspatienten dazu anregen, die Tumorzellen anzugreifen.

Pektine (s. S. 59) enthalten ebenfalls verschiedene Zucker, die in der Lage sind, eine Metastasenbildung zu verhindern, indem sie sich an die Proteine der Krebszellen heften, die für die Verankerung an anderen Zellen zuständig sind. Dieses Prinzip nutzt man unter anderem beim Prostatakarzinom, bei dessen Behandlung zerkleinertes Zitruspektin verwendet wird.

Für viele Glykonährstoffe (Polysaccharid P, Polysaccharid K, Lentinan, Cordyceps, Maitake D-Fraktion etc., s. S. 55 f.) wurde nachgewiesen, dass sie die herkömmliche Therapie bei verschiedenen Krebsarten unterstützen (Mondoa und Kitei 2001). Und genau das gilt auch für die „essenziellen" Zucker – vorwiegend als Injektion oder Infusion (Isenberg et al. 1997, Warczynski et al. 1997, Kosik et al. 1997, Lefkowitz, St. 2000 und Elkins 2003). Auch Gardiner (2000) und Ramberg (2000) weisen darauf hin, dass „essenzielle" Zucker (Fukose, Galaktose, Mannose, Glukosamin und N-Azetylgalaktosamin) bei der Krebsbehandlung und -vorbeugung hilfreich sein können. Die meisten wirken hemmend auf das Krebswachstum und/oder die Metastasenbildung.

Glykonährstoffe bei Hyperaktivität

In Deutschland leiden etwa 18 Prozent der Schulkinder an einem Aufmerksamkeitsdefizit-Syndrom (ADS) und werden allzu oft mit Psychopharmaka behandelt. Dort wo diese notwendig und hilfreich sind, haben sie ihre Berechtigung, aber wenn man sie durch nebenwirkungsfreie Alternativen ersetzen oder ihre Dosierung verringern kann, sollte man das auch tun. Dass auch diverse Nährstoffe zu diesen Alternativen zählen, ist längst bekannt (Rau 1999). 1998 wiesen texanische Wissenschaftler (Dykman et al. 1998) nach, dass auch Glykonährstoffe innerhalb von zwei Wochen die Anzahl und Ausprägung vieler Symptome deutlich verbessern. Interessanterweise spielte es dabei keine Rolle, ob zusätzlich ein Psychopharmakon verabreicht wurde oder nicht.

Fallbericht (Mondoa und Kitei 2001): Bei einem 10-jährigen Jungen wurde im Alter von 4 1/2 Jahren ADS mit stark ausgeprägter Hyperaktivität (ADSH) diagnostiziert. Er wurde mit Ritalin und Clonidin behandelt. Er hatte nur wenig Appetit und verlor Gewicht. Schon eine Woche nach der Einnahme von Glykonährstoffen (täglich 500 mg Aloe vera und Arabinogalaktan-Mischung) setzte eine Wirkung ein und nach drei Monaten wurde das Kind merklich ruhiger und auch der Appetit kam zurück.

Glykonährstoffe und Herzinfarkt

Erhöhte Blutfettwerte – vor allem LDL – sind ein Herzinfarkt-Risikofaktor. Das LDL wird mithilfe eines LDL-Rezeptors aus dem Blut in die Zellen aufgenommen. Das funktioniert aber nur, wenn der Rezeptor korrekt verzuckert ist. Für Cordyceps, Aloe vera und Psyllium sowie für Beta-Glukane und PSK (s. S. 55 ff.) ist eine Senkung von LDL (und teilweise eine Erhöhung des „guten“ HDL) nachgewiesen worden (Mondoa und Kitei 2001).

Fallbericht (Mondoa und Kitei 2001): Ein 41 Jahre alter Geschäftsmann hatte eine Vorliebe für Junkfood (ansonsten diszipliniert), wollte seine Essgewohnheiten jedoch nicht aufgeben. Sein Gesamtcholesterin lag bei 210, sein Vater starb im Alter von 61 Jahren an einem Herzinfarkt. Nach der Einnahme von jeweils zweimal täglich 500 mg Aloe vera-Pulver und 1 g Cordyceps-Kapseln pendelte sich sein Cholesterinwert nach sechs Monaten bei 181 ein.

Neben einem erhöhten Cholesterinspiegel stellt auch Bluthochdruck einen Risikofaktor für einen Herzinfarkt dar. Mit Reishi oder Maitake (s. S. 55 f.) lässt sich Bluthochdruck stark senken und auch Herzinsuffizienz kann durch Glykonährstoffe verbessert werden (Mondoa und Kitei 2001). Bei Menschen, die einen Herzinfarkt überlebten, fand man besonders viele unverzuckerte Proteine, was offenbar mit hohen Blutfettwerten zusammenhängt. Kleinkinder mit modifiziertem Mannose-Bindungs-Protein haben ein erhöhtes Risiko, eine koronare Herzkrankheit zu entwickeln. Und die äußerst strenge amerikanische Zulassungsbehörde FDA hat sogar Beta-Glukan zur Senkung des Herz-Kreislauf-Risikos zugelassen.

Glykonährstoffe bei Hauterkrankungen

Stellvertretend für die vielen Hauterkrankungen, bei denen Glykonährstoffe helfen können, sollen hier drei herausgegriffen werden. Bei 60 Patienten besserte sich *Schuppenflechte* (Psoriasis) in 83 Prozent der Fälle, jedoch nur bei 6,6 Prozent der Patienten in der Vergleichsgruppe (Mondoa und Kitei 2001).

Seborrhoische Dermatitis (seborrhoisches Ekzem) ist eine nicht infektiöse Hautentzündung, als deren Urheber der Hefepilz Pityrosporum ovale diskutiert wird. In einer Doppelblindstudie mit 44 Patienten ließ sich die Krankheit mit einer Aloe vera-Emulsion in 58 Prozent der Fälle behandeln (gegenüber 15 Prozent der Patienten in der Plazebo-Gruppe) (Mondoa und Kitei 2001).

Die *Wundheilung* wird unter anderem durch Oberflächenzucker reguliert. Bei 27 Patienten mit Verbrennungen zweiten und dritten Grades konnte die Abheilungszeit mit Aloe vera um sechs auf zwölf Tage verkürzt werden. Auch bei der Falten- oder Akneentfernung (Dermabrasio) mit einem Laser lässt sich die Heilung durch Polysaccharide (um drei Tage) beschleunigen (Mondoa und Kitei 2001).

Glykonährstoffe und Altern

Die zunehmende Zerstörung von Zellen und Zellbestandteilen durch freie Radikale fördert den Alterungsprozess erheblich. Deshalb kann man ihm durch die Stärkung des antioxidativen Netzwerkes (Antioxidans = Radikalenfänger) effektiv entgegenwirken (Pies 2003), auch mit Glykonährstoffen (vgl. Unterkapitel *Glykonährstoffe gegen Stress*).

Fallbericht (Mondoa und Kitei 2001): Eine 57-jährige Frau klagte seit 1 1/2 Jahren über ein Nachlassen ihres Allgemeinbefindens. Dann nahm sie täglich 2,5 mg verschiedener Glykonährstoffe (u.a. Aloe vera-Pulver) ein und verspürte schon nach zwei Wochen eine leichte Besserung. Nach einigen Monaten konnte sie die Dosis sogar halbieren.

Zu viel Sonnenlicht und Rauchen führen zu frühzeitiger Hautalterung. Diesen Prozess kann man mit Aloe vera-Gel oder -Saft verlangsamen und Glukosetabletten verringern das Verlangen nach einer Zigarette (West et al. 1990)! Für Frauen ist interessant, dass verschiedene Glykonährstoffe (Cordyceps, Laktose, Laktulose, Maltilol und Trehalose) einer Osteoporose entgegenwirken können (Mondoa und Kitei 2001) und Galaktose und Glukose unterstützen die Kalziumresorption.

Ebenfalls mit zunehmendem Alter steigt die Gefahr, an Grauem Star (Katarakt) zu erkranken, dessen Verlauf durch freie Radikale und Sonnenstrahlen beschleunigt wird. Galaktose scheint auch hier hilfreich zu sein (Mondoa und Kitei 2001). Weitere Aspekte des Alters sind ein nachlassendes Gedächtnis und Schlafstörungen. In Tierexperimenten hatten Glykonährstoffe einen positiven Einfluss auf Gedächtnis, Intelligenz und Depression sowie Alkoholvergiftungen des Gehirns (Mondoa und Kitei 2001). Vor allem Fukose scheint für die Gedächtnisleistung wichtig zu sein und Glukosamin erwies sich als förderlich für das Lernen. Der Reishi-Pilz hilft bei Angstzuständen, Schlaflosigkeit und Nervosität; Probleme, gegen die er in Japan und China schon seit langem erfolgreich eingesetzt wird. Alzheimer-Patienten können Glukose (Energiequelle der Hirnzellen) nicht ausreichend verstoffwechseln. Ihr Glukosespiegel ist in der Regel sehr niedrig.

Fukose, Galaktose und N-Azetylneuraminsäure sind wiederum mit einem gutem Gedächtnis verbunden und im Experiment ließ sich sogar ein Gedächtnisverlust mit Fukose beheben (Gardiner 2000b und Elkins 2003).

Aber auch Sexualität ist ein Thema, das ältere Menschen betrifft. In einer chinesischen Studie wurde bei älteren Teilnehmern mit 3 g Cordyceps eine Steigerung der Libido und der Potenz erzielt (Mondoa und Kitei 2001).

Glykonährstoffe gegen Stress

Heftige, ungewöhnliche Reize verursachen Stress, dem unser Organismus mit einer Reihe von Maßnahmen entgegensteuert. Dabei spielen auch Glykoverbindungen eine wichtige Rolle (Gardiner 2000c). Da man bei verschiedenen Stresstypen (Infektionen, Entzündungen oder Traumata) eine starke Veränderung von Zuckerresten an Eiweißen und Fetten gefunden hat, wird vermutet, dass man mit einer ausreichenden Zufuhr von Glykonährstoffen die Stressbewältigung unterstützen kann (Gardiner 2000c).

Darüber hinaus spielen Glykoverbindungen auch eine Rolle bei der Wiederherstellung der normalen Zellfunktionen nach dem Stress. So gibt es eine Vielzahl so genannter Stress(glyko)proteine (auch Hitzeschockproteine genannt), die die Zellen vor Stress auf der Zellebene (oxidativer Stress, fehlgebildete Proteine, Gifte, Hitze, Sauerstoffmangel, Verletzungen, Hefepilzinfektionen, elektromagnetische Felder etc.) oder sozialer Ebene (seelischer Stress, Lernstress, Kriegsgefangenschaft etc.) schützen. Diese Stress(glyko)-proteine werden unmittelbar nach der Stresswirkung gebildet und enthalten teilweise besonders viel Mannose.

Auch die Funktion von Keratin wird bei Stress (Hitze, Verletzung, Vireninfektion) durch die Anheftung von N-Azetylglukosamin reguliert, denn Keratine steuern die Reparaturmechanismen in gestressten Hautzellen (Gardiner 2000c).

Sauerstoffradikale verursachen oxidativen Stress in unseren Zellen. Wir verfügen zwar über ein Netzwerk von Radikalenfängern (Pies 2003), das kann aber im Alter und bei Krankheiten (Diabetes, Krebs, AIDS etc.) geschwächt sein. Ein Bestandteil dieses Netzwerkes ist Glutathion, das vor allem in der Leber hoch konzentriert vorkommt. Seine Konzentration lässt sich offenbar durch Glykonährstoffe wie Polysaccharid K, Reishi-Pilze und Azemannan (s. S. 55 ff.) stark erhöhen (Barhoumi et al. 1997, Mondoa und Kitei 2001) und sein Abbau merklich hemmen (Busbee et al. 1999). Die Konzentration des antioxidativ wirkenden Enzyms Superoxiddismutase, dessen Konzentration im Alter abnimmt, lässt sich durch Cs-4 erhöhen.

Bei vier Patienten wurde der Einfluss von Glykonährstoffen (Aloe vera-Extrakt) auf Stressfaktoren näher untersucht (Goux et al. 2001). Dabei wurde festgestellt, dass etliche Parameter, die für oxidativen Stress kennzeichnend sind, verringert und solche, die oxidativem Stress entgegenwirken, erhöht wurden.

Seltene Zuckerdefekte

Bei den *angeborenen Glykosylierungsstörungen* (CDG) sind bestimmte Enzyme oder Transportvorgänge, die für die Verzuckerung wichtig sind, fehlerhaft und die Patienten leiden an teils schweren neurologischen Symptomen. Bei der Stoffwechselerkrankung *Phosphomannose Isomerase Defekt Typ Ib* (CDG Ib) fehlt beispielsweise das Enzym Phosphomannose Isomerase, das für die Umwandlung von Fruktose-6-Phosphat in Mannose-6-Phosphat und umgekehrt verantwortlich ist. Betroffenen kann man wirksam mit dem „essenziellen" Zucker Mannose helfen. Auch der *Leukozytenadhäsionsdefekt* (LAD II), eine Krankheit, bei der die Anheftung von weißen Blutkörperchen gestört ist, kann mit einem „essenziellen" Zucker behandelt werden. Fukose kann in diesen Fällen zumindest teilweise die Symptome bessern.

Patienten mit *I-Zelldefekt* (lysosomale Speicherkrankheit) fehlt eine N-Azetylglukosamin-Transferase. Das hat zur Folge, dass manche Enzyme nicht zu den Lysosomen (vgl. Abb. 3), sondern ins Zytoplasma gelangen. Betroffene leiden unter psychomotorischen Störungen und körperlichen Gebrechen.

HEMPAS ist eine relativ milde Form der Blutarmut, bei der die an der Biosynthese von N-verlinkten Glykoproteinen (vgl. Unterkapitel *Verzuckerung – was ist das?*) beteiligten Enzyme defekt sind. Speziell die Membranen der roten Blutkörperchen sind davon betroffen. Bei der *Paroxysmalen nächtlichen Hämoglobinurie* liegt ein erworbener Fehler bei der GPI-Verknüpfung (vgl. Unterkapitel *Verzuckerung – was ist das?*) vor. Bei dieser milden Form der Blutarmut haben Patienten meist morgens Blut im Urin.

Ebenso wie am Aufbau von Glykoproteinen, so sind auch an ihrem Abbau zahlreiche Enzyme beteiligt. Gendefekte können dazu führen, dass Glykoproteine nur unzureichend abgebaut werden und sich die Abbauprodukte im Gewebe – oft im Zentralnervensystem – ansammeln.

Die Liste der mit Glykonährstoffen oder „essenziellen" Zuckern zu beeinflussenden Krankheiten ließe sich noch endlos fortsetzen. Wer tiefer in die Materie einsteigen möchte, sei auf die einschlägige Literatur verwiesen (vgl. *Literatur*). Die in den vorangegangenen Kapiteln aufgeführten Beispiele dürften jedoch ausreichend belegen, dass man seine Gesundheit mit Glykonährstoffen durchaus sinnvoll unterstützen kann. Über die entsprechenden Nahrungsquellen informieren die folgenden Kapitel.

Glykonährstoffe als Nahrungsergänzung

„Essenzielle" Zucker sind Mangelware

Unsere heutigen Essgewohnheiten haben zur Folge, dass wir zu viel raffinierten Haushaltszucker und zu wenig Nahrungsmittel mit ausreichendem Gehalt an Vitalstoffen essen. Dazu zählen auch lebenswichtige Zucker. Nur Glukose und Galaktose sind ausreichend in unserer Nahrung enthalten. Die anderen „essenziellen" Zucker können zwar aus diesen beiden hergestellt werden, wenn wir sie unserem Körper aber als Nahrungsmittel anbieten, kann er sie direkt verwerten, ohne den Energie verbrauchenden Umweg.

Es gibt zwar auch in Deutschland inzwischen industriell gefertigte Produkte, die alle oder zumindest einen großen Teil der „essenziellen" Zucker enthalten. Man kann seinen Bedarf aber auch durch eine entsprechende Lebensmittelauswahl weit gehend decken. Dazu gehören Pilze, Knoblauch, Birnen, Kokosnussfleisch, Tomaten, Bohnen, Feigen, Erbsen, Hafergrütze (leicht gekocht) und Ähnliches. Im Folgenden werden beispielhaft einige gut erforschte Glykonährstoffe erläutert.

Muttermilch und Glykonährstoffe

Muttermilch enthält alle für eine gesunde Entwicklung des Säuglings notwendigen Nährstoffe, darunter auch Glykoverbindungen mit sechs der acht „essenziellen" Zucker (Fukose, N-Azetylneuraminsäure, Galaktose, Mannose, N-Azetylglukosamin und N-Azetylgalaktosamin). Sie verhindern unter anderem Bakterien- und Vireninfektionen. Wichtig sind die Glykoverbindungen der Muttermilch auch für die Gehirnentwicklung. Es gibt sogar

Hinweise darauf, dass die zusätzliche Gabe von Sialinsäure (dazu gehört auch der „essenzielle Zucker" N-Azetylneuraminsäure) ihre Konzentration in den Glykoproteinen und Gangliosiden des Gehirns erhöht und so das Lernverhalten verbessert. Tatsächlich fand man bei Stillkindern die doppelte Menge Sialinsäure im Speichel als bei anderen. Daher wird empfohlen, industriell gefertigter Babynahrung Sialinsäure zuzusetzen, wenn das Stillen des Säuglings nicht möglich ist (Gardiner 2000b).

Viele Erwachsene, vor allem aus Ländern außerhalb Europas, können Laktose mangels des Enzyms Laktase nicht mehr zu Galaktose und Glukose abbauen (Laktoseintoleranz). Sie sind auf Pektin und Nahrungsmittel wie Feigen, Weintrauben, Erbsen, Tomaten, Haselnüsse und Bohnen als Galaktosequelle angewiesen.

Heilende Pilze

Im Orient werden Pilze schon von jeher als Heilmittel verwendet. Insgesamt kennt man heute mehr als 200 Sorten, die auf Zuckerbasis das Immunsystem stärken. Mondoa und Kitei (2001) empfehlen, die Pilze aufzukochen, den Sud zu trinken und dann die gekochten Pilze zu essen. Auf diese Weise werden die Zucker besser erschlossen. Hier einige wichtige Pilze im Überblick:

Cordyceps ist ein chinesischer Pilz, der Glukose, Mannose und Galaktose enthält. Er wird in China zur Krebsbehandlung und Immunstärkung eingesetzt, aber auch gegen hohe Cholesterinwerte, Bluthochdruck, Lupus, Nierenerkrankungen, Hepatitis, Leberzirrhose, Asthma und Diabetes (Mondoa und Kitei 2001). Außerdem wird Cordyceps zur Steigerung der sportlichen Leistung und als Aphrodisiakum verwendet. Der aus dem Pilz gewonnene Extrakt *Cs-4* wird als medizinischer Glykonährstoff vermarktet.

Reishi (chinesisch *Ling Zhi*, japanisch *Reishi*) wird gegessen, um das Gedächtnis und den Energiestatus zu verbessern, außerdem soll er stimmungsaufhellend wirken. Er schmeckt etwas bitter und wird vorwiegend medizinisch genutzt. Der Extrakt *Ling Zhi-8* ist offenbar wirksam bei Leukämie und scheint auch als Diabetesschutz und bei Allergien zu wirken (Mondoa und Kitei 2001).

Lentinan ist ein Extrakt des japanischen Speisepilzes *Lentinus edodes* (*Shiitake*), der insbesondere zur Krebsbekämpfung und Immunstärkung verwendet wird. Er ist reich an Beta-Glukan, Glukose, Galaktose und Mannose. Neben dem reinen Extrakt Lentinan wird aus Shiitake auch weniger gereinigtes *AHCC* (= active hexose correlated compound) gewonnen.

Maitake riecht leicht nach Huhn, kann größer als ein Fußball werden und mehr als 20 kg wiegen. Schon vor über 2000 Jahren wurde er in China zur Behandlung von Milz- und Magenproblemen verwendet, sowie gegen Hämorrhoiden und Angstzustände. Zeitweise war der Pilz so wertvoll, dass man ihn gegen Silber aufwog. Ein Beta-Glukan-Extrakt (*Maitake D-Fraktion*) beugt den Nebenwirkungen der Chemotherapie vor. Selbst Krebs und Metastasenbildung soll er vorbeugen können und mit täglich 200 g Maitake ließ sich in einer Studie innerhalb von zwei Monaten eine Gewichtsreduktion um fast sechs Kilogramm erzielen (Mondoa und Kitei 2001).

Coriolus versicolor wächst in Nordamerika und Asien und wird in Japan *Kawara-take* genannt, in China *Yun Zhi.* Man verwendet ihn vorwiegend in Tees und als Extrakt. In Japan wird der Extrakt *Polysaccharid K* (PSK = Krestin) seit den 1960er-Jahren zur Krebsbehandlung eingesetzt, in Kombination mit Chemotherapie und Bestrahlung. In China verwendet man den Extrakt *Polysaccharid P* (PSP) zur Krebsbehandlung.

Neben den hier erwähnten Pilzen dürften auch viele andere der noch nicht wissenschaftlich erforschten Pilze – man kennt bisher mehr als 80000 Arten – Glykonährstoffe enthalten. Daher kann es nicht schaden, seinen Speiseplan mit verschiedenen Pilzsorten anzureichern. In Japan sind drei Arzneimittel aus Pilzextrakt gegen Krebs im Handel; ein Extrakt des Pilzes Coriolus versicolor soll in Japan und Europa eines der meistverkauften Krebsmittel sein (Elkins 2003).

Andere Glykonährstoffe

Aloe vera ist eine schon seit Jahrtausenden bekannte Heilpflanze, deren fleischige Blätter viele Vielfachzucker enthalten. Sie bekämpft unter anderem Bakterien, Viren und Pilze und wirkt antiallergisch und antientzündlich (Beringer 1997). Aloe vera enthält neben Azemannan (s. u.) auch Galaktose und den Fünfer-Zucker Arabinose. Die Pflanze wird schon seit langem industriell als Saft, Gel und Pulver vermarktet.

Die *Alpha-Glukane* der *Reiskleie* wirken ähnlich. In Reiskleie ist zusätzlich Arabinoxylan enthalten, das die Funktion der natürlichen Killerzellen erhöht (Mondoa und Kitei 2001).

Arabinogalaktane sind hochgradig verzweigte Vielfachzucker mit einem Galaktose-Skelett und Seitenketten aus Galaktose und Arabinose. Sie sind in vielen Pflanzen zu finden (Getreide, Karotten, Rettich, Birnen, Rotwein, Tomaten, Kokosnüssen, Curcumin (ein Bestandteil des Curry!), Echinacea und vor allem im Pflanzensaft der amerikanischen Lärche etc.) und wirken immunstimulierend, entzündungshemmend und sollen sogar vor Darmkrebs schützen. Arabinogalaktane helfen bei Verdauungsproblemen, da sie eine gesunde Darmflora unterstützen. Ebenso beugen sie Lebermetastasen vor. Ihre antitumorale Wirkung geht möglicherweise darauf zurück, dass sie den programmierten Zelltod von Krebszellen fördern.

Astragalus gummifer (chinesisch *Huang chi*) ist das Harz des Tragant-Baumes, der reich an Galaktose, Arabinose, Xylose, Fukose, Rhamnose und Galakturonsäure ist. Er hat eine antioxidative, harntreibende, entzündungshemmende und blutdrucksenkende Wirkung. Außerdem wirkt er positiv auf das Immunsystem. In einer Studie fand man heraus, dass sich mit

Astragalus gummifer die Überlebensrate von Patienten nach Chemotherapie und Bestrahlung verlängern lässt (Elkins 2003).

Azemannan ist ein aus Aloe vera gewonnener Vielfachzucker, der aus Mannose besteht (Polymannose oder azetylierte Polymannose). Während reine Mannose kaum vom Körper aufgenommen wird und Durchfall verursachen kann, wird Azemannan (Saft, Gel, Pulver) gut verwertet (Mondoa und Kitei 2001).

Beta-Glukane findet man vorwiegend in den Zellwänden von Pilzen, Hafer, Bäckerhefe, Gerstenkleie sowie Astragalus. Sie wirken gegen Tumore, Viren, Bakterien, Pilze und Parasiten und senken den Gehalt an Cholesterin, Triglyzeriden und LDL. Die im *Haferschleim* enthaltenen Beta-Glukane werden für dessen Cholesterin senkenden Effekt verantwortlich gemacht (Mondoa und Kitei 2001). In Schweden gibt es sogar einen Joghurt, der 4 g Beta-Glukane enthält. Er soll den Zucker- und Insulinspiegel stabilisieren und den Cholesterinspiegel senken (Elkins 2003).

Chitosan wird durch die Bearbeitung der Chitinpanzer von Krustentieren (Krebse) mit Säuren und Laugen gewonnen. Diese Panzer bestehen aus einem Gerüst des „essenziellen" Zuckers N-Azetylglukosamin. Chitosan ist auch in der Lage, Fett zu binden, und wird deshalb als „Schlankmacher" vermarktet.

Echinacea purpurea ist seit langem für seine antibiotische Wirksamkeit bekannt und ist in Deutschland Teil der immunstärkenden Krebstherapie. Die Pflanze enthält viele Polysaccharide (Glykane, Inulin und Arabinogalaktan).

Ghatti Gummi (auch: *indian gum, gum Ghatti, Dhavda*) wird aus dem Saft des indischen Baumes Anogeissus Latifolia gewonnen. Dieser Mehrfachzucker besteht vorwiegend aus Arabinose, Galaktose, Mannose, Xylose and Glukuronsäure. Er unterstützt die Flora des Verdauungstraktes und senkt den Cholesterinspiegel (Elkins 2003).

Grünlippmuscheln enthalten einen hohen Anteil an Glukosaminglykanen (vgl. Unterkapitel *Glykonährstoffe bei degenerativen*

Gelenkerkrankungen), die der Versorgung des Knorpels dienen. Ihr Extrakt hat eine entzündungshemmende Wirkung und wird bei Arthrose verwendet.

Gummiarabikum ist ein vorwiegend aus der nordafrikanischen Gummiakazie gewonnenes Harz, das Arabinose, Galaktose, Rhamnose und Glukuronsäure enthält. Das Polysaccharid wird vor allem bei der Lebensmittelherstellung verwendet. Gummiarabikum wird im Darm durch probiotische Mikroorganismen abgebaut und fördert deren Vermehrung. Beim weiteren Abbau entstehen kurzkettige Fettsäuren (vor allem Buttersäure), die das Risiko an Dickdarmkrebs zu erkranken, verringern. Auch die Heilung von Atemwegserkrankungen und Erkrankungen der Darmschleimhaut wird unterstützt.

Inulin ist in Dahlien, Chicorée, Zwiebeln und Knoblauch enthalten und besteht aus einem Fruktose-Mehrfachzucker (Oligofruktose), der einen gesunden Dickdarm unterstützt und bei Erkältungen hilft (Mondoa und Kitei 2001).

Limu Moui ist eine Braunalge, die im südpazifischen Königreich Tonga wächst und den Inselbewohnern angeblich schon seit 3000 Jahren als Nahrungsmittel dient. Sie ist reich an Galaktose, Mannose und Xylose und ihr werden folgende Eigenschaften zugeschrieben: Immunstärkung, antiallergene Wirkung, Thromboseprophylaxe, Cholesterinsenkung, Stärkung der Leberfunktion, Entgiftung (Elkins 2003).

Pektine werden in der Lebensmittelindustrie zur Gelierung benutzt und bilden eine interessante Quelle für Mehrfachzucker. Sie sind hauptsächlich in Zitrusfrüchten und Obst (z.B. in Äpfeln) zu finden und dienen der Cholesterinsenkung (Elkins 2003), aber auch der Krebsbekämpfung (vgl. Unterkapitel *Glykonährstoffe und Krebs*). Pektin besteht vorwiegend aus Galakturonsäure, enthält aber auch Arabinose, Galaktose sowie Rhamnose. Je nach Quelle findet man in Pektin auch die „essenziellen“ Zucker Xylose und Fukose, außerdem Glukuronsäure sowie andere Zucker.

Seetang, beispielsweise Braunalgen, aber auch andere Meerespflanzen, enthalten zahlreiche Glykonährstoffe mit den „essenziellen" Zuckern Fukose, Mannose, Galaktose und Xylose. Die Braunalge Laminaria enthält Fucoidan, einen Vielfachzucker mit Sulfaten, der Krebszellen zur Selbstzerstörung bringt.

Nebenwirkungen von Glykonährstoffen

Laut Gardiner (2000a) treten unerwünschte Wirkungen bei Glykonährstoffen nur selten auf, und wenn, dann meist nach Dauerinfusionen oder nach Einnahme ungewöhnlich großer Mengen. Mondoa und Kitei (2001) weisen jedoch immer wieder darauf hin, dass die Einnahme von Glykonährstoffen mit einem Arzt abgestimmt werden soll und sie gehen näher auf mögliche Nebenwirkungen ein:

- Bei Blutgerinnungsstörungen und bei Einnahme von Gerinnungshemmern sollten keine Pektine oder Pilze und deren Extrakte eingenommen werden.
- Wie alle Nahrungsmittel können auch Glykonährstoffe bei empfindlichen Menschen Allergien auslösen.
- Wer Arzneimittel einnimmt, muss bedenken, dass ihre Wirkung durch Glykonährstoffe beeinflusst werden könnte (wie zusätzliche Blutzucker- und Fettsenkung oder Blutdrucksenkung).
- Manchmal treten nach Einnahme von Glykonährstoffen vorübergehend Verdauungsprobleme auf (weicher Stuhl, Blähungen oder milde Krämpfe), die sich durch die Aufnahme von 500 mg Vitamin C verhindern lassen.
- Polysaccharid K kann in seltenen Fällen eine gutartige Dunkelfärbung der Fingernägel verursachen.

Dosierung von Glykonährstoffen

Sofern Glykonährstoffe als Nahrungsmittel verwendet werden, können keine Dosierungsempfehlungen gegeben werden. Je nach Neigung und Vorlieben ist es jedem selbst überlassen, seinen Speiseplan mit Pilzen, Obst und eventuell mit exotischen Früchten oder Seetang zu bereichern, natürlich immer vorausgesetzt, dass keine gesundheitliche Beeinträchtigung dagegen spricht. Im Zweifelsfall sollten Sie sich auf jeden Fall von Ihrem Arzt oder Heilpraktiker beraten lassen.

Bezüglich der Dosierungen von industriell angebotenen Fertigprodukten sind die Herstellerangaben maßgebend. Einige Anhaltspunkte gibt vor allem der Arzt Dr. Mondoa (Mondoa und Kitei 2001):

- Entsprechend ihrem Status werden Glykonährstoffe normalerweise mit dem Essen eingenommen.
- Pro Tag genügen 1/2 bis 1 Teelöffel Glykonährstoffe.
- Körperlich aktive oder kranke Menschen benötigen mehr Glykonährstoffe. Die Menge sollte aber mit einem Arzt abgestimmt werden.
- Falls Sie mehrere Glykonährstoffe miteinander kombinieren, müssen Sie die empfohlenen Dosen entsprechend reduzieren.
- Man sollte die Gesamtdosis auf mehrere kleine Dosen pro Tag verteilen.
- Es wird empfohlen, sich langsam über mehrere Tage der erforderlichen Tagesdosis zu nähern (einschleichend dosieren).
- Ein Wirkungseintritt kann sich schon nach einigen Tagen einstellen, kann aber auch mehrere Wochen auf sich warten lassen.
- Schwangere und stillende Mütter sollten – wie bei allem – besondere Sorgfalt walten lassen.

Anhang

Glossar

Aminosäuren sind die Bausteine der Eiweiße. Die Natur kommt mit nur zwanzig Aminosäuren aus. Einige sind essenziell, andere kann der Mensch selbst herstellen.

Disaccharide sind aus zwei Monosacchariden zusammengesetzte Zweifachzucker.

Essenziell bedeutet, dass der Stoff dem Körper zugeführt werden muss.

Ganglioside sind saure Glykolipide, die v.a. in der grauen und weißen Gehirnsubstanz vorkommen. Sie können u.a. Galaktose, Glukose, N-Azetylglukosamin, N-Azetylgalaktosamin und N-Azetylneuraminsäure enthalten.

Glykolipide sind Fette, an die Zucker angeheftet sind.

Glykoproteine sind Eiweiße, an die Zucker angeheftet sind.

Glykoverbindungen sind Verbindungen aus Zucker und anderen Molekülen (Proteine, Fette etc.).

Hexosen sind Zucker mit sechs Kohlenstoffatomen.

Lektine sind Proteine oder Glykoproteine, die auf Zelloberflächen und in Zellen vorkommen. Die Lektine von Krebszellen und von Mikroorganismen erkennen Oberflächenzucker auf Wirtszellen und binden daran. Dies ermöglicht ihnen das Eindringen in die betroffene Zelle.

Makrophagen sind besonders große weiße Blutkörperchen, die als Fresszellen eine wichtige Rolle bei der Immunreaktion spielen.

Monosaccharide sind Einfachzucker.

Nukleoside sind die Bausteine der Nukleotide; sie bestehen aus einer Pentose und einer Base.

Nukleotide sind die Bausteine der Nukleinsäuren und bestehen aus einem Nukleosid und einer Phosphorsäure.

Oligosaccharide sind aus drei bis sechs Einfachzuckern bestehende Mehrfachzucker.

Pentosen sind Zucker mit fünf Kohlenstoffatomen.

Polysaccharide sind Vielfachzucker aus bis zu mehreren tausend Einfachzuckern.

Protein ist der Fachbegriff für Eiweiß.

Rezeptoren sind Andockstellen (z.B. auf Zelloberflächen) für bestimmte Moleküle (z.B. Hormone und andere Signalstoffe).

Sialinsäure ist ein Oberbegriff für Stoffe, die Neuraminsäure (N-Azetylneuraminsäure) enthalten.

Sphingo(glyko)lipide sind bestimmte Fette, die Bestandteil der Zellmembranen sind. Sie können auch Mehrfachzucker enthalten.

Transferasen sind Enzyme, die Moleküle auf andere Substanzen übertragen (z.B. Zucker an ein Protein oder einen anderen Zucker hängen).

Trisaccharide sind aus drei Monosacchariden zusammengesetzte Dreifachzucker.

Literatur und Danksagung

Axford, John S.: „Glycobiology and Medicine: An Introduction", in: *Journal of the Royal Society of Medicine* Nr. 90, 1997, S. 260-264

Axford, John S.: „Glycobiology & Medicine: A Millenial Review", in: *GlycoScience & Nutrition* Bd. 2, Nr. 7, 2001

Barhoumi, R. et al.: „Enhancement of glutathione levels and protection from chemically initiated glutathione depletion in rat liver cells by glyconutritionals", in: *Proceedings of the Fischer Institute for Medical Research* Band 1, Nr. 1, 1997, S. 12-16

Beringer, Alice: *Aloe Vera. Die Königin der Heilpflanzen*, München: Wilhelm Heyne Verlag, 1997

Purcell, B. S.: „Case Report: Observed improvements in respiratory air flow in asthmatics following dietary supplementation", in: *Journal of the American Nutraceutical Association*, 1997, Beilage Nr. 1, S. 24-25

Bond, A., Alavi, A., Axford, J. S.: „The relationship between exposed Galactose and N-acetylglucosamine residues on IgG in rheumatoid arthritis (RA), juvenile chronic arthritis (JCA) and Sjögren's syndrome (SS)", in: *Clin. Exp. Immunol.* Bd. 105, Nr. 1, 1966, S. 99-103

Bunyapraphatsara, N. et al.: „Antidiabetic activity of Aloe vera L. juice. II. Clinical trial in diabetes mellitus patients in combination with Glibenclamide", in: *Phytomedicine* Bd. 3, Nr. 3, 1996, S. 245-248

Busbee, D., Barhoumi, R., Burghardt, R. C.: „Protection from glutathione depletion by a glyconutritional mixture of saccharides", in: *Age* Nr. 22, 1999, S. 159-165

Deal, C. L. und Moskowitz, R. W.: „Nutraceuticals as therapeutic agents in osteoarthritis. The role of glucosamine, chondroitin sulfate and collagen hydrolysate", in: *Rheum. Dis. Clin. North. Am.* Bd. 25, Nr. 2, 1999, S. 379-395

Elkins, Rita: *Miracle Sugars*, Orem, USA: Woodland Publishing, 2003

Dykman, K. D. und Dykman, R. A.: „Effect of nutritional supplementation on attention-deficit hyperactivity disorder“, in: *Integrative Physiological and Behavioral Science* Nr. 33, 1998, S. 49-60

Ganapini, Ken: „Dietery supplements improve many symptoms of asthma and decrease the need for other medications: A retrospective study“, in: *Journal of the American Nutraceutical Association*, Beilage Nr. 1, 1997, S. 32-35

Gardiner, Tom: „Biological activity of eight known dietery monosaccharides required for glycoprotein synthesis and cellular recognition processes: Summary“, in: *GlycoScience & Nutrition* Bd. 1, Nr. 13, 2000a

Gardiner, T.: „Importance of glycoconjugates in breastfeeding and early nutrition“, in: *GlycoScience & Nutrition* Bd. 1, Nr. 23, 2000b

Gardiner, T.: „Increased demand for glycoconjugates during stress“, in: *GlycoScience & Nutrition* Bd. 1, Nr. 27, 2000c

Gardiner, T., Vennum, E., McAnalley, B. H.: „Glyconutritionals: consolidated review of potential benefits“, in: *GlycoScience & Nutrition* Bd. 2, Nr. 15, 2001

Goux, W. J. et al.: „Effect of glyconutritionals on oxidative stress in human subjects: a pilot study“, in: *GlycoScience & Nutrition* Bd. 2, Nr. 12, 2001

Isenberg, J. et al.: „Liver lectin blocking with D-galactose to prevent hepatic metastasis in colorectal carcinoma patients“, in: *Anticancer Research* Bd. 17, Nr. 5B, 1997, S. 3767-3772

Kamel, M. und Serafi, T.: „Fucose concentrations in sera from patients with rheumatoid arthritis“, in: *Cli. Exp. Rheumatol.* Bd. 13, Nr. 2, 1995, S. 243-246

King, S. S. et al.: „Use of specific sugars to inhibit bacterial adherence to equine endometrium in vitro“, in: *American Journal of Veterinary Research* Bd. 61, Nr. 4, 2000, S. 446-449

Kosik, J. et al.: „Preventions of hepatic metastases by liver lectin blocking with D-Galactose in stomach cancer patients. A prospectively randomized clinical trial", in: *Anticancer Research* Bd. 17, Nr. 2B, 1997, S. 1411-1415

Lefkowitz, D. L.: „Glyconutritionals: Implications in asthma", in: *GlycoScience & Nutrition* Bd. 1, Nr. 15, 2000a

Lefkowitz, D. L.: „Glyconutritionals: Implications in Rheumatoid Arthritis", in: *GlycoScience & Nutrition* Bd. 1, Nr. 16, 2000b

Lefkowitz, D. L.: „Glyconutritionals: Implications in inflammation", in: *GlycoScience & Nutrition* Bd. 1, Nr. 17, 2000c

Lefkowitz, S. S.: „Glyconutritionals: Implications for cancer", in: *GlycoScience & Nutrition* Bd. 1, Nr. 14, 2000

Lefkowitz, S. S. und Lefkowitz, D. L.: „Glyconutritionals: Implications in Antimicrobial Activity", in: *GlycoScience & Nutrition* Bd. 1, Nr. 22, 2000

Lodish, H. et al.: *Molekulare Zellbiologie*, Heidelberg-Berlin: Spektrum Akademischer Verlag, 4. Aufl. 2001

Malhotra, R. et al.: „Glycosylation changes of IgG associated with rheumatoid arthritis can activate complement via the mannose-binding protein", in: *Nat. Med.* Bd. 1, Nr. 3, 1995, S. 237-243

Mondoa, E. I. und Kitei, M.: *Sugars that heal*, USA: The Ballantine Publishing Group, 2001

Murray, R. et al.: *Harper's Biochemistry*, Stamford, USA: Appleton & Lange, 25. Aufl. 2000

Neth, O.et al.: „Mannose-binding lectin binds to a range of clinically relevant microorganisms and promotes complement deposition", in: *Infect. Immun.* Bd. 68, Nr. 2, 2000, S. 688-693

Pies, Josef: *Alpha-Liponsäure – das Multitalent*, Kirchzarten: VAK, 2003

Ramberg, Jane: „Glyconutritionals", in: *GlycoScience & Nutrition* Bd. 1, Nr. 25, 2000

Rau, Uta: *Tips zur Ernährung hyperaktiver Kinder*, Kirchzarten: VAK, 1999

Turner, M. W.: „Mannose-binding lectin (MBL) in health and disease“, in: *Immunobiology* Bd. 199, Nr. 2, 1998, S. 327-339

Vajaradul, Y.: „Double-blind clinical evaluation of intra-articular glucosamine in outpatients with gonarthritis“, in: *Clin. Ther.* Bd. 3, Nr. 5, 1981, S. 336-343

Warczynski, P. et al.: „Preventions of hepatic metastases by liver lectin blocking with D-Galactose in colon cancer patients. A prospectively randomized clinical trial“, in: *Anticancer Research* Bd. 17, Nr. 2B, 1997, S. 1223-1226

Weis, W. I. und Drickamer, K.: „Trimeric structure of a C-type mannose-binding protein“, in: *Structure* Nr. 2, 1994, S. 1227-1240

West, R., Hajek, P., Burrows, S.: „Effect of glucose tablets on craving for cigarettes“, in: *Psychopharmacology* (Berl.), 1990, S. 555-559

Williams, R. K. und Strauss, S. E.: „Specifity and affinity of binding of herpes simplex virus type 2 glycoprotein B to glycosaminoglycans“, in: *J. Virol.* Bd. 7, Nr. 12,1997, S. 1375-1380

Zopf, D. und Roth, S.: „Oligosaccharide anti-infective agents“, in: *Lancet* Nr. 347, 1996, S. 1017-1021

Verlag und Autor danken Herrn Martin Puke (Praxis für alternative Körpertherapien, Freienhagener Straße 7, D-49219 Glandorf, Martin.Puke@t-online.de) und Herrn Helmut Roth (atbemus-Institut, Birthälmerstraße 65a, D-81829 München, Helmut.Roth@atbemus.de) für ihre freundliche Unterstützung durch Hinweise und Informationsmaterial.

Über den Autor

Der Naturwissenschaftler Dr. Josef Pies studierte Biologie und promovierte in dem Fach Zytologie (Zellbiologie). Seit Abschluss seines Studiums arbeitet er in der pharmazeutischen Industrie und hat sich ein umfassendes medizinisches Wissen angeeignet. Neben der klassischen Schulmedizin interessieren ihn immer auch alternative Behandlungsansätze.

Als Medizinschriftsteller hat er bereits mehrere Bücher und zahlreiche Einzelbeiträge zu speziellen medizinischen und medizinhistorischen Themen veröffentlicht. Darüber hinaus schrieb er Drehbücher zu Informationsfilmen für Ärzte und Patienten. Auch zahlreiche Patientenratgeber stammen aus seiner Feder.

Bei VAK sind bereits mehrere Titel von Dr. Pies erschienen, Informationen hierzu entnehmen Sie bitte dem Verlagsprogramm, das Sie kostenlos beim Verlag anfordern können.

Josef Pies:

Immun mit kolloidalem Silber

Wirkung, Anwendungen, Erfahrungen

Leseprobe unter: www.vakverlag.de

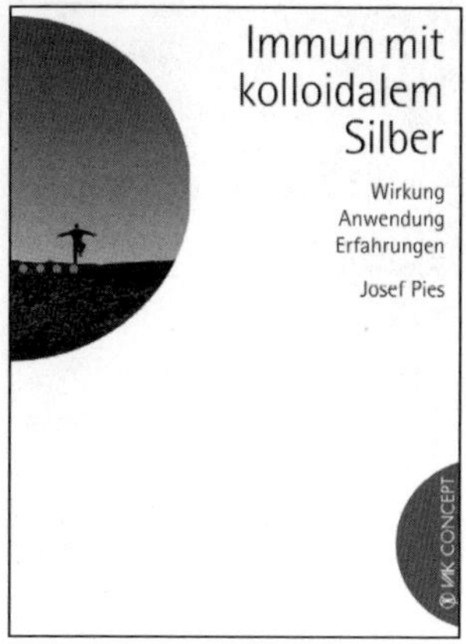

Es gilt als „Krankenhaus fürs Reisegepäck“ und wurde auch schon als „zweites Immunsystem“ bezeichnet: kolloidales (besonders fein verteiltes) Silber. Dieses Buch gibt einen Überblick über seine verschiedenen Anwendungsmöglichkeiten und enthält Erfahrungsberichte von Anwendern. In einem Extra-Teil beantwortet der Autor Fragen, die Anwender des kolloidalen Silbers erfahrungsgemäß oft stellen.

70 Seiten, 8 Abbildungen, Paperback (15 x 21,5 cm)
ISBN 978-3-935767-53-8

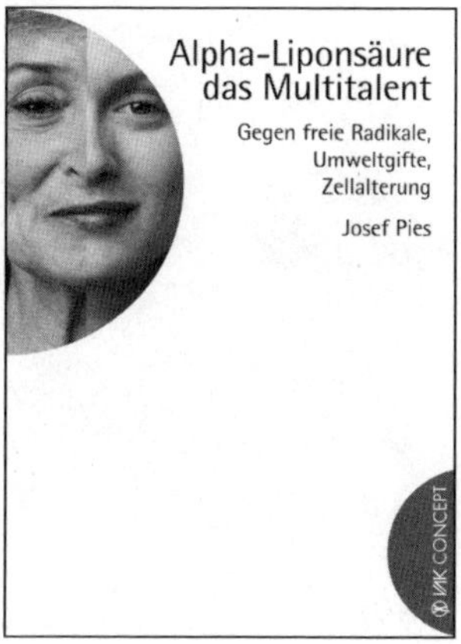

Josef Pies:

Alpha-Liponsäure – das Multitalent

Gegen freie Radikale, Umweltgifte, Zellalterung

Leseprobe unter: www.vakverlag.de

Anschaulich und auf Basis der modernen wissenschaftlichen Erkenntnisse zeigt der Autor die Vorteile des „Multitalents“ Alpha-Liponsäure gegenüber anderen Radikalenfängern.

Das Buch erläutert, worauf Alpha-Liponsäure einen positiven Einfluss hat: Diabetes und dadurch bedingte Nervenschäden, Krebs, HIV und AIDS, Alzheimer und Parkinson, Schwermetall- und Pilzvergiftungen sowie schädliche Umweltgifte und Zellalterung. Auch aus der Anti-Aging-Therapie und in der Kosmetik ist sie nicht mehr wegzudenken.

72 Seiten, 11 Abbildungen, Paperback (15 x 21,5 cm)
ISBN 978-3-935767-29-3

Josef Pies:

Olivenblatt-Extrakt

Rückbesinnung auf ein jahrtausendealtes Heilmittel

Leseprobe unter: www.vakverlag.de

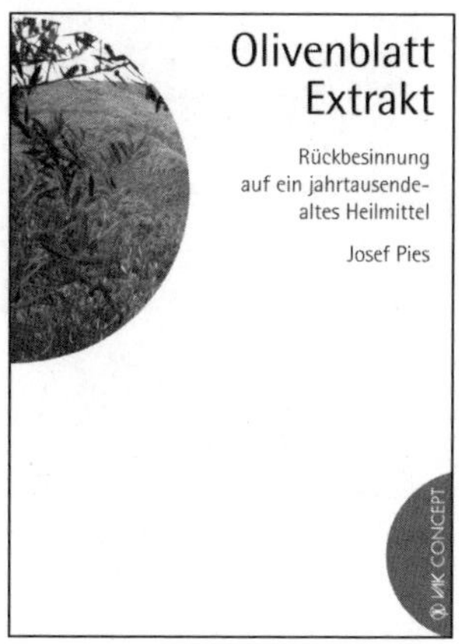

Seit Jahrhunderten wird der Ölbaum im Mittelmeerraum kultiviert und sowohl für die Ernährung als auch zur Behandlung von Krankheiten genutzt. Während die positiven Eigenschaften der Frucht vielen Menschen bekannt sind, blieb das Wissen über die gesundheitsstärkenden Eigenschaften der Olivenblätter bisher nur einem kleinen Kreis vorbehalten.

In den 1960-er Jahren begann man mit der systematischen wissenschaftlichen Erforschung der Inhaltsstoffe des Olivenblattes. Mittlerweile liegen sehr viele positive Erfahrungsberichte über seine Wirkung vor.

68 Seiten, 10 Abbildungen, Paperback (15 x 21,5 cm)
ISBN 978-3-932098-76-5

Abbonnieren Sie unseren Newsletter: www.vakverlag.de

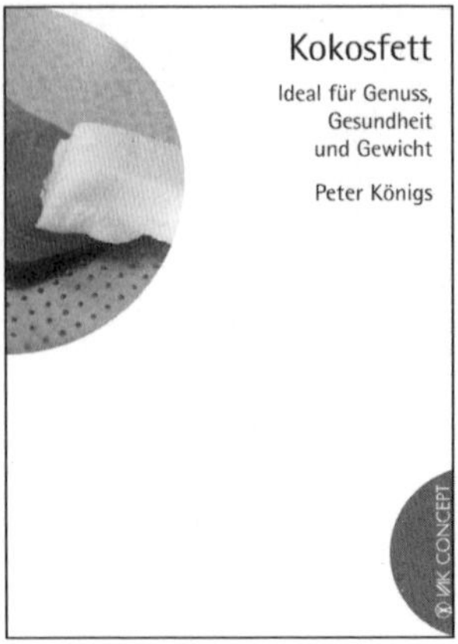

Peter Königs:

Kokosfett

Ideal für Genuss, Gesundheit und Gewicht

Leseprobe unter: www.vakverlag.de

Fett ist nicht gleich Fett! Anschaulich und mit flotten Illustrationen räumt dieses Buch mit dem Vorurteil auf, dass gesättigte Fettsäuren ungesund seien. Denn die Fettsäuren der Kokosnuss sind sehr gesund: Sie eignen sich nicht nur hervorragend für die Küche, da beim Erhitzen keine schädlichen Verbindungen entstehen, sondern stärken auch die Immunabwehr und bieten Pilzen, Bakterien und Viren Paroli. Das fette Plus der Kokosnuss: Es steigert den Grundumsatz und hilft so auch noch beim Abnehmen!
Mit praktischen Tipps für die Körperpflege und leckeren Rezepten für die Küche.

72 Seiten, 8 Cartoons, Paperback (15 x 21,5 cm)
ISBN 978-3-935767-23-1

Franz Binder, Josef Wahler:

Zucker – der süße Verführer

Alles Wissenswerte und praktische Gesundheitstipps

Leseprobe unter: www.vakverlag.de

Rund 45 Kilo raffinierten Zucker jährlich nimmt der deutsche Durchschnittsverbraucher zu sich – eine süße, aber höchst ungesunde Lebensweise. Zucker macht nicht nur dick, sondern bedroht auch die Gesundheit.

Der Gesundheitsratgeber hilft, den Zuckerkonsum ohne Verzichtgefühle zu reduzieren: Das praktische Anti-Zucker-Programm zeigt, wie man in nur sieben Schritten lernt, mit weniger oder sogar ohne Zucker auszukommen. Mit umfassenden Informationen auf Basis neuester ernährungswissenschaftlicher Erkenntnisse und vielen Tabellen, die den versteckten Zuckergehalt angeben.

176 Seiten, zahlreiche Tabellen, Paperback (13 x 20,5 cm)
ISBN 978-3-935767-37-8

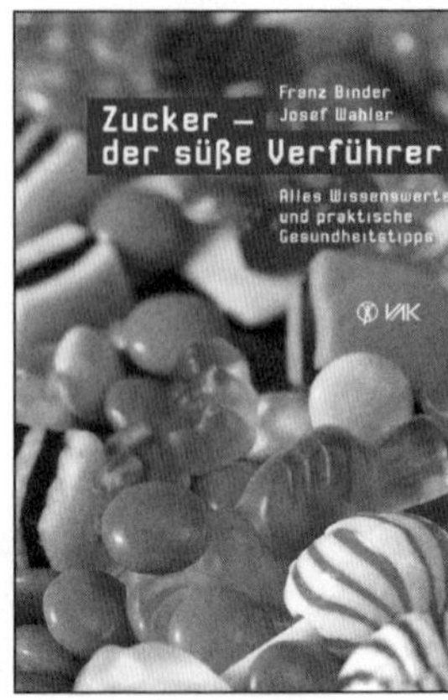

William L. Wolcott, Trish Fahey:

Essen, was mein Körper braucht

Metabolic Typing –
die passende Ernährung für jeden Stoffwechseltyp

Leseprobe unter: www.vakverlag.de

Es gibt viele Ernährungsarten, die Gesundheit und Leistungsfähigkeit versprechen. Jede hat ihren Platz und funktioniert – aber nicht für jeden. Der Grund: Menschen unterscheiden sich in vielen Facetten ihres Stoffwechsels. Was für den einen gesund und leistungsfördernd ist, ist dem anderen abträglich. Diese neue Methode bestimmt die vielen individuellen Facetten des eigenen Stoffwechsel-Typs mit einem umfangreichen Fragebogen zum Selbstauswerten. So kann jeder die Ernährung finden, die ihm entspricht und die ihm gut tut.

302 Seiten, 20 Abb., zahlr. Tabellen, Hardcover (15 x 21,5 cm)
ISBN 978-3-935767-08-8

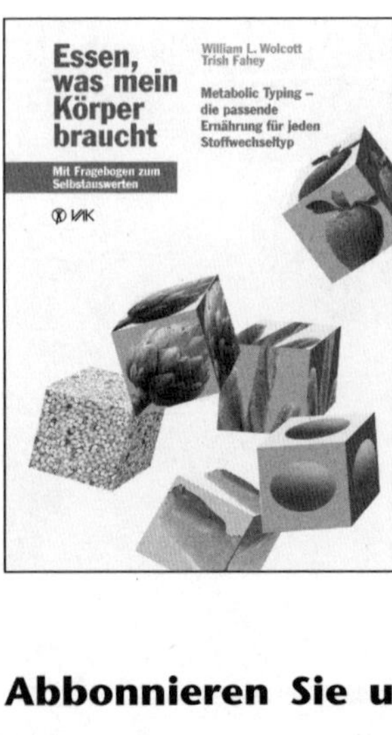

Abbonnieren Sie unseren Newsletter: www.vakverlag.de